DU ROLE

DE LA

CONGESTION

DANS LES

MALADIES DES VOIES URINAIRES

PAR

Le Dr TUFFIER
Prosecteur à la Faculté de médecine de Paris,
Ancien interne des hôpitaux,
Membre de la Société anatomique.

PARIS
A. DELAHAYE et E. LECROSNIER, ÉDITEURS
PLACE DE L'ÉCOLE-DE-MÉDECINE

1885

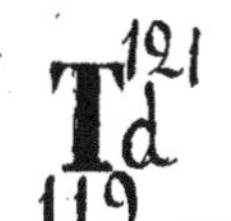

DU ROLE

DE LA

CONGESTION

DANS LES

MALADIES DES VOIES URINAIRES

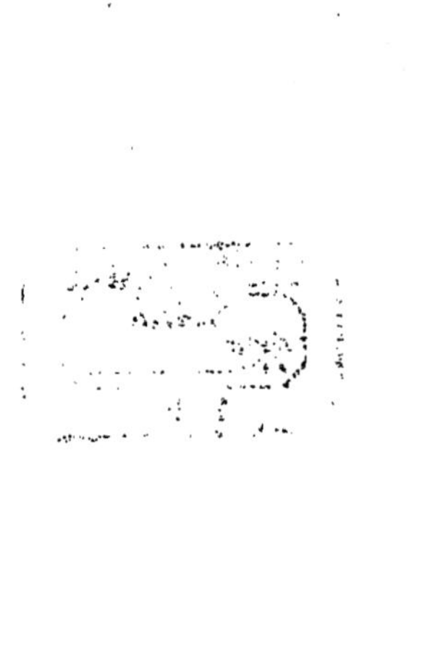

DU ROLE

DE LA

CONGESTION

DANS LES

MALADIES DES VOIES URINAIRES

PAR

Le Dr TUFFIER

Prosecteur à la Faculté de médecine de Paris,

Ancien interne des hôpitaux,

Membre de la Société anatomique.

PARIS

A. DELAHAYE et E. LECROSNIER, ÉDITEURS

PLACE DE L'ÉCOLE-DE-MÉDECINE

1885

DU

ROLE DE LA CONGESTION

DANS LES

MALADIES DES VOIES URINAIRES

AVANT-PROPOS.

La congestion est le premier terme de l'inflammation. Elle est constituée par la réplétion exagérée des vaisseaux et leur dilatation. La diapédèse des globules blancs, puis la prolifération des éléments périvasculaires constituent la phlegmasie. Suivant que la réplétion vasculaire a lieu par excès dans l'apport du sang artériel ou par rétention du sang veineux, la congestion est dite active ou passive. Les phénomènes congestifs sont remarquables par leur mobilité ; capables de provoquer subitement les accidents mécaniques les plus inattendus, ils disparaissent rapidement, ne laissant aucune trace de leur passage.

L'inflammation est plus lente dans ses manifestations, mais plus durable dans ses effets.

Tant qu'il n'existe qu'un phénomène dynamique — la congestion — tout peut disparaître subitement et radicalement. Si, au contraire, une modification s'est produite dans les éléments d'un tissu — phlegmasie — cette modification est toujours lente à se réparer, souvent même, sa trace est indélébile. Cette modification des éléments, qui est la caractéristique de l'inflammation, manque dans la réplétion vasculaire simple, et ce n'est qu'après des accès congestifs nombreux qu'il peut se produire quelques changements organiques dans les éléments voisins.

L'évolution de ces deux processus est donc bien différente et cette différence même nous explique les notions si dissemblables que nous possédons de l'un et de l'autre. La congestion, phénomène subit et passager, doit être surprise pour être étudiée; bien plus, ce n'est guère qu'en provoquant l'observation, c'est-à-dire, en expérimentant, que l'on peut en prendre connaissance. Aussi, les notions qui nous sont fournies à ce sujet, nous viennent-elles surtout de la physiologie. L'inflammation, au contraire, se prête plus volontiers à l'étude anatomique ou clinique. Elle persiste plus longtemps, c'est pourquoi nous connaissons beaucoup mieux ses lésions et ses symptômes. L'histoire de la méningo-encéphalite ou des myélites, laisse aujourd'hui peu de prise à l'étude; celle de la congestion de l'encéphale ou de la moelle est tout entière à constituer. Dans les parties même de l'économie, où les deux phénomènes sont le plus faciles à étudier, dans le tégument externe par exemple, on est encore bien loin de s'accorder sur la congestion simple et l'inflammation.

Ce qui est vrai du système nerveux et de la peau ne

l'est pas moins des autres appareils organiques, et en particulier de l'appareil urinaire. Les néphrites, les cystites, les prostatites ont été l'objet de nombreux travaux qui ont fixé la science sur ces différents points de la pathologie.

Les phénomènes congestifs du rein, ceux de la vessie et de la prostate n'ont été l'objet d'aucun travail spécial. Peut-être ce manque de connaissances tient-il à la difficulté de cette nosologie. En tout cas, ce n'est point à son manque d'intérêt qu'on peut le rapporter, car nous prouverons que cette étude d'ensemble est de *première utilité pratique* au double point de vue des complications et du traitement des maladies des voies urinaires.

C'est pour combler cette lacune que M. le professeur Guyon, dont nous venons d'avoir l'honneur d'être l'interne pendant cette année, nous a confié cette étude. La tâche était bien au-dessus de nos forces ; c'est grâce aux conseils incessants de notre cher maître que nous avons pu la mener à bonne fin.

CONSIDÉRATIONS ANATOMIQUES ET PHYSIOLOGIQUES.

I. — Les données anatomiques peuvent faire voir quel rôle considérable doit jouer la congestion dans les maladies de l'appareil urinaire.

Les vaisseaux du *rein* sont nombreux et volumineux, l'artère rénale présente un volume considérable, eu égard au volume de l'organe.

L'appareil vasculaire *de la vessie et de la prostate* est peu développé chez l'enfant, mais chez l'adulte, et surtout chez le vieillard, il acquiert un développement énorme. Cette exagération de développement n'a pas lieu également dans les artères et les veines. Les artères augmentent peu de volume, le système veineux quintuple, décuple même ses dimensions premières. Ce fait, que nous avons eu bien souvent l'occasion de vérifier à l'amphithéâtre, a été l'objet de travaux importants. Un simple coup d'œil jeté sur les planches du travail de Gillette (1), ou sur la thèse de Segond (2) suffisent à le prouver. Une nouvelle description ne serait ici qu'une redite. Le bas-fond de la vessie et le col vésical sont gorgés de plexus veineux. Les uns sont sous-muqueux, les autres sous-musculaires. Tous viennent converger dans les plexus situés autour du col et de la glande prostatique.

(1) Gillette. *Journal de l'Anatomie*, 1869.

(2) Segond. Thèse de Paris, 1880.

La *prostate*, par sa périphérie, baigne dans un lac sanguin, creusé au milieu de ses aponévroses. Dans l'intérieur même de la glande existe, autour du canal de l'urèthre, un riche plexus sous-muqueux qui s'anastomose largement avec les veines périphériques par l'intermédiaire de canaux veineux creusés au milieu du parenchyme. Dans ces mêmes sinus prostatiques viennent se déverser, en avant, les veines de l'urèthre, celles du plexus de Santorini et du bulbe. En arrière, ce lac sanguin est en communication directe avec les veines hémorrhoïdales et peut servir au dégorgement des grosses veines de l'anus.

Latéralement il se déverse dans les grosses veines honteuses internes, et dans un canal de sûreté qui les relie à l'obturatrice.

Il existe donc, autour de la prostate, un véritable *carrefour veineux*, où les veines de la vessie, de l'urèthre, de la glande prostatique, et quelques veines hémorrhoïdales, viennent se donner rendez-vous. Ce lac sanguin n'a point de système artériel qui lui corresponde, tandis qu'il a acquis avec l'âge un développement extrême, les artères ont gardé leur calibre. Bien plus, sous l'influence de l'athérome sénile ou précoce, ces dernières sont souvent rétrécies. Dès lors, la vis à tergo, condition capitale de la circulation, se trouve là à son minimum d'action, et ce seul fait nous montre la difficulté de la circulation veineuse à ce niveau.

En résumé : développement extrême du système veineux sans augmentation proportionnelle des artères, telle est la caractéristique de cette disposition.

Si la vascularisation du rein et de la prostate mérite

d'être étudiée, nous ne devons qu'une mention à l'urèthre proprement dit. Le canal est entouré d'un manchon de tissu érectile, c'est-à-dire de tissu vasculaire au plus haut chef.

L'appareil urinaire est extrêmement riche en vaisseaux ; comme tel, il est prédisposé à tous les changements brusques dont est susceptible le système vasculaire.

II. — La congestion est en effet un phénomène physiologique dans tout l'appareil urinaire.

Le *rein* est soumis normalement à des variations continuelles de pression vasculaire. Tout le monde connaît et admet un balancement, une sorte de compensation, entre les sécrétions de la surface cutanée et l'excrétion de l'urine. A chaque fois que le tégument externe est anémié ou refroidi, le parenchyme rénal se congestionne, et la différence de tension vasculaire se traduit par une augmentation dans le chiffre des urines. Réciproquement, une sudation abondante diminue la pression dans les vaisseaux du rein. Il existe donc dans cet organe des alternatives d'anémie et de congestion physiologique, et ces alternatives créent là une prédisposition à des phénomènes congestifs d'ordre pathologique.

Du côté de la *vessie*, l'accroissement incessant du système veineux par rapport au système artériel rend de plus en plus difficile le départ du sang noir, et les parois vésicales finissent par être gorgées continuellement de sang veineux. Les alternatives incessantes de réplétion et de vacuité complète de ce réservoir exercent aussi une action sur la réplétion ou l'évacuation de ces énormes plexus vésicaux, et créent là des variations continuelles dans le cours du sang veineux. De plus, nous avons vu que ces plexus sont tributaires des veines périprostatiques. La circulation des parois de la vessie est donc liée à celle de ces sinus.

Ces *plexus* eux-mêmes sont le siège de brusques changements de pression : les veines de l'urèthre et des plexus de Santorini, sont distendues à chaque érection. Cette distension retentit sur la circulation périprostatique. Les veines hémorrhoïdales, anastomosées avec les plexus périprostatiques, sont le siège de congestions incessantes, soit par suite de réplétion du rectum, soit par suite de flux hémorrhoïdaires, de plus, nous trouvons dans cette région une disproportion énorme entre le volume des veines et celui des artères hémorrhoïdales : la stase veineuse qui en est la conséquence se fait sentir dans les plexus et gêne d'autant leur déplétion.

Par sa situation sur le trajet des veines de l'urèthre et de la vessie, par ses anastomoses avec les hémorrhoïdales, *le carrefour veineux* est donc soumis à des congestions fréquentes et répétées.

Il est intéressant à un autre point de vue : Les anastomoses avec les plexus voisins font qu'il établit une certaine dépendance entre les veines des organes du petit bassin. C'est un lac dont plusieurs fleuves sont tributaires : si le liquide est déversé en trop grande quantité par l'un des fleuves, le niveau de l'autre s'élèvera, si bien, qu'en somme, une certaine solidarité existera entre ces cours d'eau.

Toute exagération dans l'apport du sang, au niveau de

l'urèthre, retentira sur la circulation vésicale. Réciproquement, une stase dans les veines du col gênera la circulation en retour de l'urèthre.

Un raptus, dans les veines hémorrhoïdales, entraînera un engorgement des plexus, d'où déplétion difficile des veines de la vessie, et stase dans les plexus vésicaux. De même, la congestion de l'appareil vésical retentira sur la circulation en retour du rectum.

Les sinus prostatiques jouent donc un rôle important dans la circulation veineuse de ces organes. Ils établissent une certaine solidarité entre les veines du petit bassin, si bien que toute exagération dans la circulation de l'un entraîne une congestion de l'autre. Cette solidarité ne se limite pas à la vessie et à l'urèthre.

Nous verrons plus loin (congestion rénale) que la clinique permet d'établir une relation exacte entre la circulation vésicale et la circulation rénale. Toute stase dans les veines de la vessie s'accompagne d'un processus analogue dans les veines du rein. Mais, ici, l'anatomie est impuissante à nous expliquer cette relation, c'est à la physiologie, c'est à l'influence du système nerveux et aux actes réflexes qu'il faudra s'adresser.

Nous venons d'esquisser rapidement les données anatomiques et physiologiques que nous aurons à invoquer dans les chapitres suivants. Voyons, maintenant, quel rôle ces phénomènes congestifs jouent dans la maladie de l'appareil urinaire.

CONGESTION RÉNALE.

S'il existe dans tout l'appareil urinaire une lésion dont tous les auteurs aient parlé, et dont aucun n'ait donné une juste description, c'est, à coup sûr, la congestion du rein. Ce fait s'explique facilement. Nous ne possédons aucun fait séméiologique qui nous permette de reconnaître ce processus. Nous ne connaissons aucun fait anatomo-pathologique bien net qui permette de créer là une espèce morbide distincte.

Les phénomènes congestifs sont trop fugaces pour être pris cliniquement sur le fait même. Les lésions qu'ils provoquent passent trop facilement de la réplétion vasculaire à la diapédèse, pour être observées dans toute leur pureté. Les accidents qu'ils déterminent sont toujours mélangés ou aux symptômes d'une néphrite chronique, ou à ceux d'un état inflammatoire aigu, au milieu duquel il est bien difficile d'assigner à la congestion ce qui lui revient. De là, l'absence de données anatomiques ou cliniques sur ce sujet. Ce n'est pas que nombre d'auteurs ne s'y soient essayés.

L'anatomie pathologique surtout a préoccupé les médecins.

Les uns se sont placés au point de vue clinique. Rayer, Heidenhain, Frerichs (maladies des reins), Rosenstein (maladies des reins), Cornil et Brault (Paris, 1883) (Anatomie pathologique), et surtout Renaut et Hortolès (Lyon médical,

1881) (1), ont étudié ces lésions. Ces derniers ont pris comme type la néphrite scarlatineuse et ont décrit, sous le nom d'œdème aigu du rein, des lésions inflammatoires caractérisées par une infiltration diffuse de globules blancs, avec réplétion extrême et même rupture des capillaires péri-tubulaires.

La congestion est évidente, et l'inflammation ne l'est pas moins, il s'agit d'une néphrite.

Mais si les lésions provoquées par un raptus actif passent trop vite pour être observées, peut-être les congestions passives seront-elles plus favorables à l'éclaircissement de la question. Ici, l'expérimentation a rivalisé avec la clinique. Bartelz a étudié les lésions rénales consécutives à la stase d'origine cardiaque. Il a bien décrit la néphrite cardiaque.

Au point de vue expérimental, Straus et Germont (*Arch. Ph.* 1882, p. 404), Buchwald et Litten (*Virchow's Archiv*, Bot. 66, p. 125), Grawits and Terall (*Virchow's Archiv*, 79, Bd. 77, p. 321), ont étudié les effets de la ligature de la veine rénale et des artères. Ils ont observé l'atrophie sans sclérose.

L'histoire de la congestion rénale est donc encore fort obscure, et nous ne comptons pas l'éclaircir complètement ici. Nous étudierons le processus morbide au seul point de vue de son rôle dans les maladies de l'appareil urinaire inférieur.

(1) Récemment, M. A. Robin a publié une étude sur la congestion rénale primitive. Une fièvre vive, avec abattement, douleur lombaire et urines spéciales constituent les symptômes de cette congestion. Nous pensons que cette affection diffère de ce que nous décrivons, car nous n'avons jamais rencontré une réaction aussi vive chez nos malades. Le fait s'explique facilement, nous n'avons pas observé sur le même terrain (Soc. méd. des Hôp., 4 fév. 1885).

Les néphrites constituent la complication la plus fréquente des maladies des voies urinaires ; heureusement, c'est là une complication tardive. Les phénomènes congestifs qui se passent dans le parenchyme rénal peuvent donc rencontrer un organe sain, ou un organe déjà malade.

Mais voyons d'abord sous quelle influence peut se produire cette congestion ; nous verrons ensuite quelles en sont les conséquences.

Toutes les causes capables de provoquer une inflammation du rein peuvent *a fortiori* déterminer une congestion de cet organe. La congestion n'étant en somme que le premier degré de l'inflammation.

Sans passer en revue tous les processus pathogéniques des néphrites, nous devons signaler ceux qui ont particulièrement trait aux néphrites des urinaires.

De ces causes, les unes agissent sur tout l'organisme, les autres prennent naissance dans l'appareil excréteur lui-même. Le refroidissement subit ou prolongé est une cause fréquente de néphrite et de congestion. Le fait s'explique facilement. Les maladies infectieuses ou virulentes provoquent par un mécanisme bien étudié maintenant des altérations du parenchyme rénal, de véritables inflammations par effraction. Ces mêmes processus pourront provoquer une congestion rénale.

Mais les différentes modifications de l'appareil excréteur de l'urine agissent beaucoup plus souvent encore sur le rein. Ce n'est là, d'ailleurs, qu'une expression d'une loi de physiologie générale. Toute irritation du canal excréteur d'une glande provoque une congestion par réflexe du parenchyme sécréteur.

Voyons à ce point de vue ce qui se passe entre le rein et son canal. Nous devons bien distinguer ici à quel genre d'excitation le canal urinaire est sensible. Chaque système organique a son excitant spécial, qui possède au plus haut point la propriété d'ébranler tous ses éléments dans un certain sens. Pour la peau, c'est le contact ; pour l'appareil ligamenteux, c'est la distension ; pour l'appareil salivaire, c'est la saveur; pour le rein, l'excitant spécial a été trouvé cliniquement par M. Guyon.

Les excitants vésicaux ou uréthraux peuvent être de deux ordres : Le contact et la distension. La sensibilité de la vessie au contact est peu développée, les preuves en sont nombreuses. La pierre la plus irrégulière peut demeurer longtemps silencieuse dans la vessie, quelquefois même elle ne gêne en aucune façon le fonctionnement, et ne provoque aucun accident. Le cathéter manié prudemment dans la vessie ne provoque aucune réaction. Il se borne à mettre en jeu la sensation de contact. S'il détermine quelque douleur, c'est que la main qui le dirige a mis en cause la distension du réservoir. La lithotritie prolongée dure 1 heure. La muqueuse y est soumise à des chocs nombreux. Il n'y a à sa suite ni polyurie, ni douleur rénale. Au contraire, la distension est l'excitant spécial de la vessie; elle met en jeu, et sa sensibilité et ses réflexes. Il suffit de se rappeler à quelles violentes douleurs sont en proie les rétentionnistes, surtout s'ils ont une vessie jeune et puissante. Il suffit de savoir à quel degré il faut pousser la chloroformisation pendant la lithotritie, au moment où l'aspiration nécessite la distension du réservoir, pour s'en rendre compte.

Mais ce n'est pas seulement au point de vue de la sensibilité que ce fait est important ; c'est surtout à cause des réflexes qui, partis de la vessie, se répercutent sur le rein.

Ici, nous devons faire appel à deux ordres de preuves. Les unes sont tirées de la clinique, les autres de l'expérimentation. Une preuve clinique de la congestion rénale nous est fournie par la polyurie (1). Tout malade polyurique et indemne de néphrite interstitielle a des reins congestionnés. Or, les malades dont la vessie est en contact continuel avec un corps étranger ne présentent point, par ce fait même, d'exagération dans la sécrétion urinaire. Les calculeux dont la muqueuse vésicale est en contact permanent avec une pierre ne sont pas polyuriques. Nous avons vérifié ce fait chez quatre de nos malades de la salle Saint-Vincent. Un seul était polyurique, mais il était atteint d'hypertrophie de la prostate. Le contact n'amène donc pas de congestion rénale.

M. Guyon et ses élèves, Jean, Bazy (2), ont montré que la distension vésicale était une cause de polyurie. Examinant la quantité d'urine rendue par les malades qui ne vidaient point leur vessie, et dont le réservoir était par conséquent distendu continuellement, ces auteurs ont vu que tous ces malades rendaient une quantité exagérée d'urine : 2,000, 3,000 gr. en 24 heures. En supprimant cette

(1) Le diagnostic différentiel de la polyurie due à une néphrite interstitielle, et de celle qui est liée à une distension vésicale, est facile, la première est constante et régulière, la seconde varie avec son facteur pathogénique, la distension.

(2) Thèses de Paris, 1879-1880.

distension, ils réduisaient notablement le chiffre quantitatif des urines, et les exemples sont nombreux où de 3,000 grammes d'urine, un malade tombait à 1,500. La distension et la polyurie marchaient de pair : en supprimant la distension, on supprimait la polyurie, c'est-à-dire la congestion rénale. Cette démonstration a toute la valeur d'une expérience, et nous permet de tirer cette conclusion. La distension de la vessie provoque ou entretient une congestion rénale.

Nous avons cherché à appuyer cette donnée clinique par des faits expérimentaux, et nous avons entrepris avec M. Dastre, au laboratoire de la Faculté des sciences, une série de travaux à ce sujet.

I. Avant d'exposer ce chapitre expérimental, nous tenons à dire hautement, que nous ne nous faisons point d'illusion sur sa valeur confirmative. Entre un chien en pleine santé soumis à l'action du curare ou du chloroforme, et un homme en état pathologique, il y a sans doute un abîme. Cependant, les résultats que nous avons obtenus venant à l'appui des faits cliniques, sont assez intéressants et assez peu connus pour être rapportés ici.

Notre but a été de chercher les variations de la circulation rénale en fonction des excitations vésicales, d'étudier les changements de pression et de volume des vaisseaux du rein quand le reservoir vésical ou sa muqueuse sont différemment excités. Il était intéressant de savoir si les excitations vésicales par le simple contact réagissaient sur la circulation du rein et surtout si les effets produits étaient comparables à ceux que donne la distension.

Pour ce faire, nous avons employé le procédé de Roy (1) qui dérive de la méthode volumétrique de Mosso. Ce procédé consiste à évaluer les variations dans la circulation d'un organe, par les variations de son volume. Il est bien entendu qu'un organe comme le rein, dépourvu de fibres musculaires, ne peut subir de changements dans ses dimensions que du fait de la quantité de sang qu'il reçoit, ou de la contraction des artérioles qui s'y rendent. Toute augmentation de volume de l'organe indique un apport exagéré de sang, toute diminution de ce volume indique une diminution du fluide nourricier. Cette diminution peut être due à une action générale cardiaque qui diminue la pression artérielle, ou à une action locale, contraction des artérioles de l'organe.

L'appareil employé se compose d'une sorte de boîte métallique à deux valves, représentant la forme du rein, et munie sur la ligne de jonction des deux valves d'un hile destiné à s'appliquer sur le hile du rein et à laisser passer les vaisseaux et l'uretère. Cette boîte est doublée d'une séreuse en baudruche qui communique par deux orifices avec un tube extérieur sur lequel on peut appliquer un manomètre à air muni d'un enregistreur. Le rein est enfermé dans cette boîte et se trouve entouré de tous côtés par une séreuse qui se moule sur lui et le sépare largement des parois métalliques.

(1) Ce procédé est préférable à celui qui consiste à enregistrer la pression dans l'artère et la veine rénale, car alors une vasodilatation portant sur le système veineux de l'organe peut modifier cette pression. — Le mémoire original a paru à Berlin en 1883 : Circulation in der Nieren, von Cohnheim et Roy.

La moindre modification dans le volume de l'organe se traduit de suite par une compression de la séreuse et par une variation dans sa pression intérieure. Cette variation se transmet à l'appareil enregistreur ; le tout constitue une méthode d'une sensibilité extrême. Les pulsations du rein isochrones aux contractions cardiaques s'enregistrent ainsi très nettement et la moindre diminution de volume de la glande s'accuse par une descente immédiate de la ligne d'enregistrement. Voici comment nous avons procédé : un chien est chloroformé ou curarisé, on pratique la laparotomie, on introduit le rein dans la séreuse, en ménageant avec grand soin sa périphérie, et on ferme l'appareil ; le ventre est refermé, un seul point reste ouvert pour laisser passer le tube de communication entre l'appareil et le manomètre enregistreur, puis l'animal est laissé au repos pendant un quart d'heure et on commence l'observation par l'enregistrement.

On voit les pulsations du rein isochrones aux pulsations du cœur donner un tracé régulier analogue à celui du pouls.

On peut alors commencer les excitations. Disons de suite que tous les phénomènes qui vont suivre s'observent aussi bien sur un animal curarisé que sur un animal endormi par le chloroforme ; mais, dans ce dernier cas, les tracés sont moins accentués. Le chloroforme diminue l'intensité de ces réflexes sans les supprimer, il y a là un point intéressant dont nous trouverons ultérieurement l'application directe.

Si on excite par le toucher ou par l'électricité la surface extérieure de la vessie, on ne constate aucune variation ni dans la régularité des pulsations rénales, ni dans le volume du rein, la ligne d'enregistrement reste régulière. L'animal laissé au repos, vient-on à prendre la vessie entre les doigts et à la tirailler legèrement, de suite la ligne d'enregistrement s'élève, mais les pulsations restent régulières, il y a donc eu augmentation du volume du rein ; si l'on cesse ce tiraillement, la ligne reste irrégulière pendant quelques secondes, puis tout rentre dans l'ordre. Au contraire, si on maintient une legère traction, on voit persister ou s'accentuer les irrégularités d'ascension et d'abaissement jusqu'à ce que l'on cesse les manœuvres. Ce phénomène d'élévation est d'une netteté absolue, et suit presque immédiatement l'excitation, c'est à peine si le temps d'excitation latente dépasse deux secondes.

Ces phénomènes se reproduisent exactement quand on excite la muqueuse vésicale, mais ici il faut bien distinguer deux faits. Le contact d'un instrument avec la muqueuse vésicale (sonde métallique, pince, excitation électrique) ne produit aucune modification dans la circulation rénale ; la ligne d'enregistrement reste régulière. Au contraire, vient-on à pincer la muqueuse avec une pince à forcipressure, par exemple, les changements de volume du rein s'accusent nettement et rapidement. Deux secondes après que la muqueuse a été saisie, la ligne s'élève brusquement et irrégulièrement pour descendre un peu, après 10 ou 12 pulsations, et monter de nouveau, le tout fort irrégulièrement ; si l'on maintient cette pression, au bout de quelques minutes, le tracé reprend sa régularité, mais elle n'est jamais parfaite. Si la pression ne dure que quelques secondes, la ligne d'ensemble reprend peu à peu sa hauteur. Ces phénomènes sont très nets quand on broie le corps même de la muqueuse vésicale, mais ils sont beaucoup plus accentués quand on porte l'excitation sur le col. Nous avons pratiqué les mêmes expériences, contact, distension ou broiement, sur la muqueuse buccale ou linguale, nous n'avons obtenu aucune variation du volume du rein. Dans ces expériences témoins, les muqueuses avoisinant la vessie nous ont seules donné des résultats positifs. L'excitation de la muqueuse ano-rectale, celle de l'urèthre et celle du vagin modifient dans le même sens la circulation rénale.

Dans une troisième série de faits, nous avons recherché l'influence de la distension vésicale sur la circulation du rein. Les phénomènes sont remarquables. Une faible distension (60 gr. dans la vessie d'un chien) ne modifie pas sensiblement le tracé. Vient-on à augmenter la distension, le tracé commence à s'élever, et si l'on porte brusquement cette distension à 300 gr. environ, de façon que la vessie soit bien tendue, on voit de suite la ligne monter brusquement et irrégulièrement. Le tracé est alors irrégulier; les pulsations, toujours égales dans les expériences précédentes, deviennent un peu inégales et c'est une série de lignes brisées, dont l'ensemble est absolument ataxique. Cette ataxie persiste tant que dure la distension ; mais, à partir d'un certain degré, que nous ne pouvons préciser et qui varie suivant le volume de l'animal, l'*hyperdistension n'accentue plus les inégalités*.

Dans une quatrième série d'expériences, nous avons enregistré la pression dans l'artère rénale et nous avons pu constater que toute distension de la vessie, par traction ou par injection, augmente manifestement la pression.

Enfin, nous avons recherché les modifications quantitatives et qualitatives de l'urine pendant ces excitations diverses, et pour cela nous avons cathétérisé les uretères. Toutes les excitations qui diminuent le volume du rein (broiement de la muqueuse, distension du reservoir) augmentent temporairement l'excrétion de l'urine. Quant aux modifications qualitatives, les quantités de liquide que nous obtenions ainsi n'étaient pas suffisantes pour nous permettre une analyse complète, et la présence de l'albumine dans ces cas ne prouve absolument rien; il y a là trop de causes d'erreurs, ouverture du péritoine, excitation directe du rein, etc.

Bien entendu que, dans tous ces cas de distension vésicale, il ne peut s'agir de phénomènes mécaniques, de compression des artères iliaques par le globe vésical distendu. Nous avions soin, pour éviter cette cause d'erreur, de laisser ouverte la paroi de l'abdomen au devant de la vessie, nous attirions même légérement au dehors le reservoir, les résultats étaient constants.

En résumé, l'excitation par contact de la muqueuse vésicale ou de la surface extérieure de la vessie ne détermine point de modifications dans la circulation du rein. Au contraire, le broiement de la muqueuse vésicale, ou des muqueuses uréthrales et vaginales, détermine par réflexe une augmentation de volume du rein, une excrétion d'urine plus considérable et augmente la pression dans l'artère rénale.

Les tiraillements ou la distension de la vessie au delà de ses limites physiologiques produisent les mêmes troubles du côté du rein.

Tous ces phénomènes sont plus accentués sur l'animal curarisé que sur un animal soumis au sommeil chloroformique.

L'interprétation de ces faits est facile. Il est indiscutable qu'il s'agit ici d'un réflexe parti de la vessie pour aboutir aux vaso-moteurs du rein. Sa voie centripète est constituée par les nerfs sensibles de la vessie, sa voie centrifuge par le sympathique rénal.

Ayant fait, au début de ce chapitre, nos restrictions sur la différence entre les faits cliniques et l'expérimentation, on nous permettra de tirer de nos expériences quelques déductions au profit de la pathologie.

Tout d'abord, nous constatons une concordance parfaite entre les faits cliniques exposés plus haut et les résultats des expériences ; tout porte à croire que contact et distension agissent bien différemment sur la sensibilité vésicale et sur ses réflexes. Le contact vésical ne trouble point la circulation rénale. La distension ou le broiement de la muqueuse modifient la circulation du rein. Ce fait est évident sur un organe normal ; il doit être bien plus remarquable encore, sur un rein malade. On comprend facilement quelles conséquences nous pouvons tirer de ces faits. Il n'est point indifférent de laisser une vessie distendue, comme le prouve la clinique ; il n'est pas non plus indifférent dans une lithotritie de broyer la muqueuse vésicale ou même de la pincer fortement : on provoque ainsi des troubles vasculaires du côté du rein, troubles qui, sur un rein altéré par la lithiase, peuvent avoir les plus graves conséquences.

Enfin, ce fait même que la chloroformisation atténue les troubles de la circulation rénale quand on distend la vessie peut nous expliquer pour une partie la bénignité de la lithotritie moderne pratiquée chez des sujets porteurs de lésion rénale.

II. Au point de vue clinique, la congestion rénale dans le cas spécial où nous nous plaçons ne se traduit que par un seul symptôme, la polyurie. Vainement nous avons recherché chez tous nos prostatiques la présence de l'albumine dans les urines, nous n'avons jamais trouvé la réaction des albuminoïdes, même dans les cas de fièvre urineuse. Il semble donc que le raptus congestif soit suffisant pour faire transsuder en grande quantité la partie aqueuse de l'urine, mais il est impuissant à lui seul à faire exosmoser l'albumine. Quant à la douleur lombaire donnée comme un bon symptôme d'altération rénale, les malades ne s'en plaignent pas. La pression du rein n'est point douloureuse. C'est à la néphrite aiguë ou à une poussée aiguë de néphrite chronique qu'appartient ce symptôme.

Ce raptus congestif peut-il être l'origine de la fièvre urineuse ? Nous touchons ici à une question (longuement) controversée. Les partisans de l'infection et ceux de la néphrite n'ont pu s'accorder. L'état de cette question a été magistralement exposé par M. Guyon dans ses leçons cliniques, et le professeur a dévolu à chaque théorie ce qui lui revient. Nous ne reprendrons pas ici cette histoire. Nous chercherons seulement si la congestion joue un rôle dans ces accès fébriles. La congestion à elle seule ne peut provoquer une élévation de température, puisqu'elle ne s'accompagne d'aucune modification des éléments. Mais elle pourrait déterminer indirectement cette élévation thermique en empêchant l'élimination du poison urineux, par les troubles qu'elle apporte à la circulation rénale. Nous avons pour juger ce second point un critérium indiscutable c'est l'analyse des matériaux excrémentitiels de l'urine.

Nous avons, dans le cours de cette année, examiné à ce point de vue trois malades atteints de fièvre urineuse, tous trois prostatiques et polyuriques. Mon ami, M. Liénard, interne en pharmacie du service, m'a donné les résultats de ses analyses. Le premier malade atteint d'un accès chronique éliminait de 17 à 25 grammes d'urée par jour; après l'accès, deux analyses donnent 20 et 21 grammes en 24 heures. Le second malade, atteint de rétention avec polyurie, éliminait 16 grammes en moyenne. Le troisième polyurique par rétention aiguë rendait 19 grammes d'urée par jour.

Je ne m'illusionne pas sur la valeur de ces analyses, elles ne portent que sur l'urée et je ne puis affirmer que pareil fait se passe pour les autres principes extractifs de l'urine, et surtout pour tous ces alcaloïdes toxiques qui viennent d'y être découverts. Je me console facilement de cette lacune quand un savant de la valeur de M. le professeur Bouchard nous dit : « Qu'il est chimérique de rechercher le poison urémique. L'analyse des urines normales démontre l'existence de cinq à six ordres de matières toxiques que la chimie devra déterminer. » En somme, rien n'autorise à nier que ces poisons ne s'éliminent également.

Mais si la congestion n'est point la cause directe de la fièvre, elle constitue un facteur important de la terminaison fatale des lésions urinaires. Le moment est venu en effet de voir quel rôle va jouer cette congestion rénale.

III. Deux cas peuvent se présenter : ou elle s'adresse à un rein normal, ou elle frappe un organe déjà malade.

Dans le premier cas, la vascularisation exagérée du rein provoque une hypersécrétion, mais les éléments normaux du rein ne sont point altérés. Tout au plus, si la congestion est chronique, elle provoquera une sclérose de l'organe. Mais dans les cas de congestion passagère, le parenchyme rénal ne subira aucune atteinte durable. Les rétentions aiguës avec distension qui surviennent au début des rétrécissements de l'urèthre en sont une preuve (Obs. citée). Voici un fait bien typique à cet égard. On en trouve le détail au chapitre des rétrécissements.

Un homme jeune, ayant un rétrécissement récent et peu serré, sans affection rénale antécédente, est pris subitement de rétention d'urine. L'évacuation fait constater une quantité exagérée d'urine.

Le lendemain, le malade urinait librement, la quantité d'urine s'élevait à 2,500 grammes. Le surlendemain, elle tombe à 1,500 grammes, et pendant les quelques jours qu'il resta à l'hôpital, ce chiffre ne fut pas dépassé.

La polyurie disparut avec la cause.

D'ailleurs, le froid provoque normalement une congestion rénale, qui disparaît quand la température s'élève, et quand la peau recouvre ses fonctions. L'organe sécréteur de l'urine n'en éprouve aucune altération, s'il est sain.

Au contraire, le rein est-il malade. La congestion va évoluer tout autrement. Nous plaçant ici au point de vue des maladies des voies urinaires, c'est sur un parenchyme atteint d'une néphrite interstitielle chronique que nous allons voir se produire le raptus congestif. Les lésions qui en sont la conséquence ont été bien étudiées par Remy. (Thèse de Bazy, 1880.) Au niveau de la scléro-glomérulite, lésion primitive de la néphrite interstitielle, la haute pression artérielle subitement accrue, du fait de la congestion, permet aux globules blancs de traverser les parois capillaires, et de former autour du glomérule de véritables abcès miliaires. Plus tard, ces abcès se réunissent pour former les abcès du rein.

En un mot, le processus aigu a fait passer la néphrite de l'état interstitiel à l'état suppuré.

Au point de vue clinique, le raptus vasculaire a changé une maladie compatible avec une longue existence, en un état grave, irrémédiable, et mortel à bref délai. Toutes les causes de congestion entraînent donc un pronostic grave, et souvent fatal.

En voici un exemple remarquable que mon collègue Hallé m'a communiqué :

Prostatique. Grande distension ancienne. Incontinence nocturne. — Evacuation graduelle. Mort rapide.

Dilatation ancienne des urèthres et du bassinet; atrophie des reins. — Congestion ultime.

Marc, 65 ans, sans antécédents urinaires autres qu'une très légère blennorrhagie à 24 ans.

Début des troubles urinaires il y a 6 à 8 mois. Mictions fréquentes et difficiles. Le jet est très long à venir.

Actuellement : urine le jour toutes les deux heures, difficilment mais sans souffrir.

La nuit. Il perd ses urines dès qu'il s'endort. Il se réveille mouillé et finit alors d'uriner. Cela lui arrive 3 à 4 fois chaque nuit, de minuit au matin.

Il vient consulter le 20 mai.

Vessie extrêmement tendue, dépassant l'ombilic. Prostate volumineuse au toucher rectal. L'urèthre est libre à l'explorateur n°20. Canal très long.

Avec une sonde à béquille, évacuation de 200 grammes. Jet violent d'abord, qui tombe aussitôt. Injection de 100 grammes d'acide borique.

Les urines sont très pâles, sont claires.

Le malade paraît en assez bon état général.

Même traitement pendant les 3 jours suivants sans accidents. Les urines sont toujours claires, il n'y a pas de symptômes de cystite.

Le 2 juin, 38°,4 le soir, la langue se sèche legèrement. Le 3 au soir, délire, langue sèche 38°,5, quelques petits frissons. Les urines ne sont pas modifiées, pas de douleur rénale. Le 4, coma complet : râle trachéal. Mort à 11 heures.

Urèthre sain, très long.

Hypertrophie prostatique peu prononcée.

Grande vessie distendue, encore assez épaisse, sans cystite récente.

Uretères dilatés des deux côtés.

Reins volumineux.

Le gauche, presque absolument atrophié par grosse dilatation du bassinet, contient urine claire ainsi que la vessie.

Le droit mieux conservé. Ecchymoses du bassinet dilaté qui contient urine très sanguinolente.

Nous venons de prendre deux exemples bien tranchés, bien opposés. Dans l'un, le rein est absolument sain, dans l'autre, il est profondément altéré. Entre ces deux cas existent tous les intermédiaires. Le rein n'est pas absolument sain, mais les lésions ne sont pas suffisamment avancées pour passer à la suppuration.

Les phénomènes congestifs jouent là un rôle secondaire,

un rôle plus obscur, presque latent, mais dont l'influence n'est pas moins considérable. Sous l'influence d'une distension vésicale chronique ou répétée, le rein est dans un état de congestion permanente accusée par la polyurie. Cette congestion accélère la marche des lésions scléreuses du rein, et qu'à cette rétention chronique et incomplète, fasse suite une rétention complète, le rein déjà en état de réplétion vasculaire, va subir une dernière poussée qui le fera passer à la suppuration. (Voir observation, chap. *Prostate.*)

L'état congestif du rein, qu'il soit aigu ou chronique, a donc une importance considérable dans l'évolution des lésions anatomiques, il joue un rôle important dans la marche clinique et dans le pronostic de la maladie.

Étant données les conséquences si graves de cette congestion, tous les efforts du chirurgien doivent tendre à en prévenir les effets. Or, nous avons vu sous quelles causes (refroidissement ou excès, distension vésicale) se produit la congestion du rein. C'est en mettant le malade à l'abri de pareilles influences que l'on pourra lui être le plus utile.

Si l'accident est déjà constitué, s'il y a néphrite ou polyurie, c'est à l'élément vasculaire qu'il faudra s'adresser. Les antiphlogistiques, les révulsifs feront la base de la médication indiquée en pareil cas. Nous avons pu apprécier les bons effets de cette thérapeutique à l'hôpital Necker, où M. Guyon prescrit journellement, en pareil cas, les cataplasmes sinapisés, les ventouses sèches ou même scarifiées, sur la région rénale.

CONGESTION ET NÉOPLASMES VÉSICAUX.

Tous les accidents qui relèvent de la congestion rénale présentent un fait digne de remarque. Ce n'est point par une extravasation sanguine, par une hémorrhagie qu'ils se manifestent.

Nous n'avons point signalé l'hématurie comme symptôme de la vascularisation exagérée du rein. C'est qu'en effet le rein laisse difficilement passer le fluide sanguin. Il faut les lésions très étendues du carcinome rénal ou l'inflammation suraiguë d'une néphrite parenchymateuse pour provoquer une hémorrhagie abondante. Dans les affections de la vessie et de la prostate, il en est tout autrement, et nous allons voir le pissement de sang acquérir ici une valeur séméiologique de premier ordre. Ce n'est point par la polyurie, c'est par l'hématurie que s'affirmera la congestion.

Les hémorrhagies sont fréquentes dans les tumeurs ulcérées. L'abondance même de ces écoulements sanguins est donnée comme un des symptômes des tumeurs malignes. Le cancer ulcéré de la vessie ne fait point exception à la règle et l'hématurie est un des symptômes fondamentaux des néoplasmes vésicaux.

M. Guyon a particulièrement étudié la valeur diagnostique de cet accident et, après l'avoir débarrassé de tout ce qu'il présentait d'obscur, le professeur a indiqué quelle valeur acquiert cette hémorrhagie si on veut en étudier la marche. L'hématurie des néoplasiques est persistante, elle survient sans cause appréciable et disparaît de même, elle est toujours abondante, elle s'accroît avec l'évolution de la tumeur. Ces caractères la différencient absolument et de l'hématurie des calculeux qui se montre après une fatigue et cesse par le repos, et du pissement de sang des tuberculeux qui est généralement peu abondant et qui, phénomène important, ne se montre guère qu'aux premières périodes de l'affection pour diminuer et disparaître quand les lésions sont à leur summum.

Si ces hémorrhagies des néoplasmes vésicaux sont aussi capricieuses, nous devons rechercher à quelles causes sont dus ces caprices et quels faits anatomiques ou physiologiques peuvent les expliquer.

I. *Tout d'abord, un premier fait doit être relevé à ce propos : les tumeurs bénignes de la vessie saignent aussi souvent et aussi abondamment que les tumeurs malignes, contrairement à ce qui a lieu pour les néoplasmes des autres régions.*

Les tumeurs bénignes de la vessie sont constituées par des papillomes et des myômes. Ce sont des néoplasmes qui peuvent récidiver sur place, qui peuvent tuer, grâce aux obstacles qu'ils apportent à la miction, mais qui n'engorgent pas les ganglions, qui ne se généralisent pas, qui n'entraînent pas la mort par infection de l'économie. En un mot, ces tumeurs ont tous les caractères de la bénignité. Cette bénignité même implique le fait : absence d'hémorrhagies spontanées, et cela est exact dans le plus grand nombre de cas, les papillomes de la face, de la langue, de l'anus, ne saignent pas spontanément. Au contraire, les papillomes, les myômes de la vessie saignent très abondamment, ils peuvent tuer par hémorrhagie alors qu'ils ne sont pas encore ulcérés.

Voici, à ce propos, un fait que j'ai pu observer dans le service de M. Guyon :

Un malade de 58 ans, mécanicien, vient consulter le 12 novembre 1883 pour un pissement de sang qui datait de sept mois. Ce pissement de sang avait eu lieu sans cause appréciable, mais il persistait depuis cette époque avec des alternatives de mieux et de pis, si bien que le patient était, à son arrivée, dans un état d'anémie profonde. M. Guyon reconnut une tumeur de la vessie et pratiqua la taille hypogastrique.

Une tumeur pédiculée du volume d'une grosse noix fut enlevée. Il n'y eut ni hémorrhagie, ni hématurie consécutives. Et à l'époque où nous entrâmes comme interne à la salle Saint-Vincent, notre homme avait des urines absolument claires. Après cinq semaines de lavages boriqués, il sortait de l'hôpital complètement guéri (7 février).

Une petite tumeur papillomateuse avait donc failli tuer ce malade par hémorrhagie et son extirpation avait conjuré tout danger en mettant un terme à l'écoulement sanguin, mais c'est à partir du mois de février que ce fait devient le plus intéressant.

Quinze jours après sa sortie, le malade nous apportait un flacon d'urine claire, limpide, ne déposant point par le refroidissement, il urinait toutes les deux heures et sans souffrir en aucune façon.

Le 12 mars, le patient nous faisait une seconde visite, et nous trouvions l'urine un peu louche, déposant un peu de mucus, les mictions étaient un peu plus fréquentes et s'accompagnaient d'une légère cuisson.

Quinze jours après, le sang reparut dans l'urine. Le malade, fort effrayé, nous présenta une urine rosée, contenant manifestement du mucus et du sang, mais les mictions n'étaient ni plus fréquentes ni plus douloureuses qu'auparavant, l'état général était excellent. Nous prescrivîmes quelques balsamiques et du sirop de perchlorure de fer.

A partir de cette époque, les symptômes s'aggravèrent et s'amendèrent succeessivement; de temps en temps, les urines devenaient sanguinolentes, puis, pendant plusieurs jours, elles étaient claires; les mictions étaient plus fréquentes, elles nécessitaient quelques efforts qui souvent provoquaient l'apparition de quelques gouttes de sang à la fin de la miction. En même temps, l'état général s'affaiblissait.

Peu à peu les hématuries s'accentuèrent, et au mois de mai les mictions ne se faisaient plus qu'au prix de violents efforts; elles donnaient issue à un liquide noirâtre, constitué en grande partie par des caillots et du sang. Le teint pâle, blafard, du patient, les vertiges, les éblouissements, la faiblesse extrême qu'il accusait, prouvaient qu'il avait perdu une quantité énorme de sang. Le malade entre à l'hôpital le 18 mai.

M. Guyon, pensant à une récidive, conclut à la nécessité d'une nouvelle taille, pour arrêter ces hémorrhagies fatalement mortelles.

Un régime tonique est d'abord institué, mais le malade perd toujours du sang, et il est dans un état d'anémie tel que le 23 mai il a une syncope.

Le 24. M. Guyon fait pour ainsi dire d'urgence la taille hypogastrique (je passe sur les détails de l'opération). L'index introduit dans la vessie constate la présence d'une petite tumeur occupant le côté droit du bas-fond de la vessie. En attirant la vessie, on voit un petit polype du volume d'une petite noisette; il est nettement pédiculisé; M. Guyon en fait l'ablation au moyen de l'anse galvanique, puis cautérise le pédicule.

Nous pouvons alors constater que la tumeur a le volume d'une petite noix, sa forme est celle d'un petit champignon, elle est assez ferme. La muqueuse la recouvre dans toute son étendue et en aucun point elle n'est ulcérée. Sa surface est hérissée de petites saillies, mamelonnées, qui donnèrent à l'ensemble l'aspect d'une grosse mûre, le pédicule est arrondi et lisse.

Cette opération *ne s'accompagna d'aucune hémorrhagie, l'urine ne présenta plus une goutte de sang, elle devint claire et limpide.*

Malheureusement, l'état de cachexie profonde du malade fit qu'il s'éteignit le quatrième jour après la taille.

Ce fait est instructif à plusieurs points de vue; considéré simplement comme exemple d'hématurie néoplasique, il nous prouve combien les néoplasmes de la vessie saignent facilement, puisqu'une petite tumeur papillaire du volume d'une petite noix, sans aucune ulcération, a suffi pour provoquer des hémorrhagies mortelles.

Cette hémorrhagie vésicale a lieu dans des circonstances particulières qui méritent développement.

Voici quatorze observations de papillomes et de myômes de la vessie; dans tous les cas, l'hématurie a été constatée; bien plus, elle a presque toujours été abondante, et cette complication a constitué l'indication d'une thérapeutique active.

I. — C. Gussenbauer (Arch. f. klin. Chir., 1875, vol. 18, 2e fasc., page 411, opéré par Billroth). — Malade âgé de 12 ans. — Symptômes rationnels de la pierre au point d'avoir induit un médecin en erreur. — Taille péritonéale, lat. d'abord, puis incision hypogastrique à cause du volume énorme de la tumeur égale au poing. — Myôme. — Guérison un mois après l'opération.

II. — Volkmann (Arch. f. klin Chir., 1876, vol. XIX, page 682). — Malade âgé de 54 ans. — Début de la maladie : deux ans. — Dysurie et même strangurie à diverses reprises. — Taille péritonéale pour s'assurer de l'implantation, puis taille hypogastrique. — Myôme. — Mort de péritonite et de cellulite pelvienne le troisième jour.

III. — Kocher (de Berne). (Centralblatt f. Chir., 1873, p. 123). — Malade âgé de 34 ans. Début de la maladie : six mois. — Miction fréquente, hématurie, odeur insupportable des urines. — Fragments rendus pendant la vie avaient fait porter le diagnostic de tumeur papillaire. — Périnéale de Nélaton, avec incision supplémentaire longitudinale en T, grattage énergique de la paroi. — Tumeur papillaire. — Guérison persistait encore quinze mois après.

IV. — Morgan (The Lancet, 16 septembre 1882). — Malade âgé de 65 ans. — Début de la maladie : quinze ans. — Douleur après la miction, hématurie. — Caillot fibrineux, pas de cellules épithéliales caractéristiques. — Taille périnéale. — Papillome. — Mort ? — C'est probablement de ce malade que provenait la pièce que M. Morgan montre à la Pathological Society of London, séance du 15 mai 1883.

V. — H. Thompson (Comm. à la Roy. med. and. chir. Society, in The Lancet, juin 1883, p. 1045). — Malade âgé de 29 ans. — Début de la maladie : trois ans et demi. — Hématurie, l'opération fut entreprise pour un calcul que l'on supposait enkysté. — Boutonnière périnéale. — Papillome, calcul d'oxalate avec enveloppe phosphatique et calcaire. — Guérison.

VI. — H. Thompson (Comm. à la Roy. med. and. chir. Society, in The Lancet, juin 1883 p. 1045). — Malade âgé de 52 ans. — Début de la maladie : cinq ans. — Hématurie. — Fragments renfermant des cellules fusiformes. — Boutonnière périnéale. — Papillome villeux. — Guérison pendant six mois. Récidive, deuxième opération; depuis, pas d'hématurie.

VII. — H. Thompson (Com. à la Roy. med. and. chir. Society, in The Lancet, juin 1883, p. 1045). — Malade âgé de 67 ans. — Début de la maladie : six ans. — Hématurie. — Débris de tumeur renfermant des cellules fusiformes. — Boutonnière périnéale.— Papillome, petit calcul d'acide urique. — Retourné au Cap. Récidive probable.

VIII. — H. Thompsom (Comm. à la Roy. med. and. chir. Society, in The Lancet, juin 1883, p. 1045). — Malade âgé de 65 ans. — Début de la maladie : un an. — Hématurie dans ces derniers temps. — Nombreuses cellules longues. — Boutonnière périnéale. — Tissu semblable à celui des parois de la vessie avec tumeurs villeuses à sa surface. — Mort quatorze jours après l'opération par épuisement.

IX. — Ranschoff (Med. News, 10 février 1883 et Arch. gén. de méd., août 1883, p. 217). — Ténesme vésical et rectal, miction fréquente et douloureuse, hématurie. — Cystite intense, urine purulente. — Taille latérale, grattage avec la curette de Volkmann. — Papillome bénin. — Guérison au bout d'un an. Le malade allait encore bien, urine normale et mictions régulières.

X. — Whitehead (The Lancet, 6, 12 et 20 octobre 1883). — Malade âgé de 70 ans. — Début de la maladie, neuf ans. — Hématurie, douleur. — Fragements de tumeur dans l'urine. — Boutonnière périnéale. Extirpation de la tumeur avec les doigts et la cuillère tranchante. — Tumeurs villeuses multiples sur le trigone. — Guérison huit mois après l'opération.

XI.— Whitehead (The Lancet, 6, 12 et 20 oct. 1883). — Malade âgé de 33 ans. — Début de la maladie : seize mois. — Hématurie et pyurie ; fréquence de la miction, douleurs à l'hypogastre, au périnée, pendant la défécation. — Boutonnière périnéale et arrachement de la tumeur. — Mort, trois mois après. Les hémorrhagies et la douleur ne furent point calmées. Le malade succomba à l'urémie. A l'autopsie, on trouva de la pyélonéphrite et un gros rein blanc.

XII. — Guyon (Thèse de Pousson, 1884). — Malade âgé de 59 ans. — Début de la maladie : neuf mois. — Hématurie abondante. Douleurs intenses. — Incision hyposastrique, râclage à la curette. — Myômes. — Le malade souffre moins les jours suivants. Le sang disparaît complètement des urines, mais l'adynamie était profonde et la mort arrive sans secousse le cinquième jour.

XIII. — Guyon (Thèse de Pousson, 1884). — Malade âgé de 68 ans. — Début de la maladie : trois ans. — Hématurie, douleurs intolérables. — Toucher rectal négatif. Cathétérisme dénote un épaississement et une induration de toute la paroi inférieure. — Incision hypogastrique, curage. — Le sang disparaît des urines immédiatement après l'opération. Les douleurs cessent, mais le malade s'éteint par les progrès de l'adynamie le quatrième jour après l'intervention.

XIV. — Féré (Du Cancer de la vessie). — Malade âgé de 79 ans. — Début de la maladie : deux ans. — Hématurie très abondante, affaiblissement extrême. — Tumeur pédiculée du volume d'une noisette, arborisations volumineuses très développées sur la muqueuse. — Papillome.

A ces faits, nous pouvons ajouter deux cas que M. Guyon nous a communiqués.

Dans l'un, il s'agit d'un malade atteint d'hématuries formidables, qui ont failli enlever le malade, il y douze ans, et qui ont cédé à l'hydrothérapie. Depuis cette époque, pusieurs hématuries ont eu lieu, et cependant le néoplasme est bénin, puisque le malade le porte depuis douze ans; il est de petit volume, comme l'exploration l'a démontré.

Chez un autre malade, que M. Guyon va tailler, il existe un néoplasme très petit et très ancien ; cependant les hématuries sont assez graves pour nécessiter une intervention radicale.

L'hémorrhagie est donc un fait presque constant dans les tumeurs bénignes de la vessie, contrairement à ce qui a lieu pour les tumeurs bénignes des autres régions.

II. Dans les tumeurs en général, l'hémorrhagie ne se manifeste qu'après l'ulcération. C'est la rupture d'un vaisseau à paroi friable, vaisseau de néoformation qui lui donne naissance, ou bien c'est l'envahissement et la destruction, par le processus morbide, d'une grosse artère, la carotide, dans le carcinome des ganglions du cou, par exemple. *Les néoplasmes vésicaux peuvent saigner avant l'ulcération.* Ce fait mérite quelque développement.

Tout écoulement sanguin implique l'idée d'une rupture vasculaire, évidemment la muqueuse vésicale ne fait pas exception à la règle ; il ne se fait pas à sa surface une exsudation sanguine sans solution de continuité de la muqueuse, mais il peut se faire à son niveau une rupture vasculaire, alors que rien, ni dans la constitution du néoplasme, ni dans l'état de la muqueuse, ne peut faire prévoir pareille éventualité. C'est le cas pour le fait que nous venons de citer; les hémorrhagies ont été très abondantes, la tumeur n'était point ulcérée. Dans l'observation de Féré, il en était de même, la muqueuse était très congestionnée autour de la tumeur et, les pièces en main, on ne trouvait pas trace d'ulcération.

Il faut admettre que, dans ce cas, il s'est fait une rupture ou plutôt une fissure d'un vaisseau, fissure qui s'est cicatrisée et dont il ne reste plus trace au moment où on examine la pièce. La solution de continuité a donc été fort restreinte, puisqu'elle n'est plus apparente, et cependant ses effets ont été considérables, puisque l'hémorrhagie qu'elle a provoquée peut aller jusqu'à la terminaison fatale, et cela, nous le répétons, sans qu'il y ait eu la moindre altération d'un organe important, artère ou veine volumineuse. Il y a disproportion manifeste entre la lésion anatomique et ses conséquences, entre une fissure, si minime qu'elle nous échappe les pièces en main, et cette hématurie qui peut entraîner la mort.

Les tumeurs de la vessie, même non ulcérées, peuvent donc provoquer des hématuries abondantes. Ce fait spécial aux néoplasmes vésicaux ne peut guère s'expliquer que par une cause propre à l'organe même qui nous occupe. Il ne peut s'agir ici de traumatisme; si, dans les calculs, on peut invoquer l'ulcération de la muqueuse par la pierre, pour expliquer l'hématurie qui suit la marche, par exemple, il n'en n'est pas de même pour les néoplasmes. Ce n'est ni sous l'influence de la marche, ni sous le coup d'un effort que se manifeste le pissement de sang. Il est spontané, il survient et disparaît sans cause. Pour les tumeurs ulcérées, le phénomène peut être mis en doute. La contraction vésicale, oblitérant les veines qui émergent de la tumeur et congestionnent passagèrement l'ulcération, peut, à la rigueur, expliquer l'hémorrhagie. Peut-être également le frottement de la paroi opposée de la vessie sur la surface bourgeonnante est capable de l'exulcérer; mais ce sont vraiment là des causes trop légères et des phénomènes trop passagers pour expliquer des accidents aussi graves et aussi persistants. De plus, la répétition des mêmes actes ne détermine pas la répétition des hématuries et pendant plusieurs semaines les urines peuvent être claires. Enfin, le grattage chirurgical ne donne que peu de sang.

Que dira-t-on alors de l'hémorrhagie qui accompagne les tumeurs non ulcérées? Il faut bien abandonner ici toute hypothèse de traumatisme et chercher l'explication dans des phénomènes dynamiques. Cette cause nous paraît être la congestion vésicale. Plusieurs faits viennent à l'appui de cette manière de voir :

1° Les faits d'hémorrhagie dans des néoplasmes non ulcérés ne peuvent trouver d'autres explications;

2° Les phénomènes congestifs, dans toutes leurs manifestations, sont mobiles, fugaces, apparaissant sans la moindre cause, avec une violence extrême, disparaissant de même, sans que nous puissions saisir le lien de ces caprices; ils s'accordent donc bien avec la marche des hématuries. C'est le matin, en se levant, alors qu'il a été au repos le plus absolu, qu'un cancéreux urine du sang; l'hématurie va persister ensuite un ou deux jours, et le troisième jour, c'est après le sommeil que l'urine va devenir claire; la même condition pathogénique de l'hématurie est devenue curatrice de cette accident.

Voici un fait qui le prouve :

M..., 68 ans, concierge, se présente à la consultation externe de la salle Saint-Vincent, le 27 mars 1884.

C'est un vieillard grand et bien constitué, nullement cachectique. Il n'a jamais eu aucune affection urinaire. Depuis trois ans, il est obligé de se lever deux ou trois fois la nuit pour uriner. Il y a trois mois, il fut pris subitement pendant la nuit, alors qu'il n'avait rien changé la veille à ses habitudes, d'une hématurie, et c'est par hasard le lendemain matin qu'il s'aperçut que son vase était rempli de sang. L'hématurie dura trois jours consécutifs, chaque miction ne donnait issue qu'à du sang, mais il n'y avait ni fréquence des mictions le jour ni douleurs.

Le troisième jour, il urine encore du sang le soir, et pendant la nuit, après un sommeil de quelques heures, les urines reprennent leur limpidité.

Cinq jours avant sa visite, c'est encore pendant la nuit qu'il est pris subitement d'une hématurie, qui persiste et l'oblige à venir consulter.

M. le professeur Guyon pratique le toucher rectal et trouve une infiltration néoplasique de tout le bas-fond de la prostate. On prescrit des lavements tièdes. Le lendemain soir, au milieu de la nuit, l'hématurie disparaissait. Les lavements sont continués, et six semaines après, le malade revient à l'hôpital, il n'a pas eu de nouvelle hématurie.

. . . .

Une condition mécanique ne s'accorde pas avec de tels faits.

3° Ces néoplasmes de la vessie, même accompagnés d'hématuries abondantes ne saignent pas pendant leur extirpation. Nous avons vu maintes fois M. Guyon gratter ainsi des néoplasmes infiltrés sans que le malade perdît une palette de sang, alors qu'il en perdait chaque jour autant par les mictions. L'homme à la double taille dont nous avons rapporté l'histoire et celui dont l'observation va suivre en sont des exemples.

4° Une sonde à demeure, mise par le périnée ou l'hypogastre, supprime l'hématurie, sans qu'on touche au néoplasme. Dans ce cas cependant, le contact de la sonde avec la tumeur devrait aggraver les accidents s'il s'agissait d'hémorrhagies mécaniques. Au contraire, l'idée de congestion explique très bien ces faits. La contraction vésicale incessante entretient l'état congestif, la sonde la supprime et supprime l'hématurie,

5° Cet état congestif est encore prouvé par la douleur et la fréquence des mictions. Et ici encore la taille, supprimant la contraction vésicale, supprime la douleur et la fréquence sans que le néoplasme soit en cause, puisqu'on peut le laisser en place comme l'observation suivante le prouve.

6° Des faits anatomiques même prouvent l'existence de l'état congestif; il nous suffit de citer l'observation de Féré où le fait est expressément noté.

Reste à savoir sous quelle influence a lieu cette congestion, quel est son point de départ, son épine excitatrice. Malheureusement nous sommes peu éclairés sur les faits d'étiologie. Si le décubitus dorsal et la congestion du bas-fond de la vessie qu'il provoque peut être incriminé pour expliquer les accidents des prostatiques, il n'en est pas de même ici et nous venons de voir que, pendant le sommeil, l'hémorrhagie pouvait apparaître et que, pendant le sommeil, elle pouvait disparaître. Nous avons interrogé avec soin les malades que nous avons examinés, pour savoir si un refroidissement, un excès de régime antérieur n'avait pas été la cause du délit; nous n'avons rien trouvé de bien net à ce point de vue.

En revanche, nous avons relevé dans trois cas une étiologie assez précise et qui cadre bien avec l'idée de congestion. Dans le premier, c'est à la suite d'une constipation opiniâtre qu'étaient survenus les accidents. Le fait s'explique facilement (obs. I) : qu'il s'agisse d'une congestion par stase veineuse, au-dessous d'un obstacle rectal, ou qu'il s'agisse d'un processus actif dont l'irritation rectale a été le point de départ, les conséquences seront les mêmes: congestion du côté de la vessie. En tout cas, la constipation était si bien l'origine des phénomènes observés, qu'il a suffi de faire disparaître la cause pour voir l'hématurie cesser.

Malheureusement, si, une première fois, les accidents ont reconnu cette cause, ils se sont bientôt reproduits sans que nous ayons pu établir leur filiation ; les hématuries étaient alors vraiment spontanées.

Dans un autre cas, c'est pendant un flux hémorrhoïdaire que s'est produit l'hématurie. Le processus congestif est alors indéniable, congestion veineuse du rectum, congestion des plexus voisins, prostate et vessie, hématurie consécutive. Les phénomènes qui ont eu lieu du côté du rectum se sont également produits du côté de la vessie et ont été jusqu'à l'effraction des vaisseaux ; mais là encore, la première hématurie a reconnu cette cause ; mais une fois l'effraction établie, le pissement de sang s'est reproduit en dehors de sa première condition pathogénique.

Blanch., 58 ans, coiffeur, se présente à la consultation externe de l'hôpital Necker le 16 février 1884, pour se faire soigner d'un pissement de sang. Il n'a jamais eu ni blennorrhagie, ni accidents urinaires. Depuis cinq mois il a remarqué qu'il urinait plus souvent, et cela aussi bien la nuit que le jour (20 fois). Le jet d'urine a conservé son volume normal, mais il est plus lent à se présenter au méat. La miction est douloureuse, elle s'accompagne d'une sensation de brûlure qui se propage tout le long du canal. A l'état de repos, la vessie est le siège d'une sensation de pesanteur qui occupe la région périnéale; de temps en temps, le méat est le siège d'un prurit douloureux.

Il y a cinq jours ce malade fut pris, en se levant, d'une crise hémorrhoïdaire et d'une hématurie. L'urine, d'abord claire, devint peu à peu rosée et, à la fin de la miction, c'est du sang pur qui s'écoulait par la verge.

Depuis cette époque, l'accès hémorrhoïdaire a disparu; chaque miction s'accompagne du même phénomène, avec cette différence que l'urine devient immédiatement rosée et que la quantité de sang rendue est de plus en plus considérable. Les phénomènes fonctionnels se sont aggravés depuis le même temps. Les envies sont plus fréquentes et plus douloureuses.

Le toucher rectal présente quelques difficultés, l'ampoule du rectum est littéralement bondée de matière fécale. Cependant M. Guyon, par le palper abdominal combiné avec le toucher, pense qu'il existe un épaississement de la paroi latérale gauche de la vessie.

Désirant faire une seconde exploration, et surtout dans le but de diminuer les chances de congestion, le professeur prescrit des lavements huileux plusieurs fois répétés.

Le malade revient le surlendemain, l'hématurie a complètement cessé, mais le diagnostic néoplasme de la vessie est confirmé; la prostate est bosselée, irrégulière, dure. Bl... refusa d'entrer à l'hôpital. On prescrit lavements tièdes deux fois par jour et régime tonique.

Au mois d'octobre, le malade se présentait de nouveau. Il n'avait pas eu d'hématurie jusqu'en juin, mais depuis cette époque et malgré le traitement, le sang a reparu dans les urines. La vessie est remplie par un néoplasme. B... refuse toute intervention chirurgicale.

Enfin, le contact même d'un corps étranger dans la vessie peut provoquer ces accidents. Ainsi l'exploration d'une tumeur peut provoquer une hématurie, non pas par lésion directe des tissus malades, comme cela a souvent lieu, mais par congestion subséquente. La vessie a été le point de départ et le point d'arrivée du réflexe. Ici l'analyse des phénomènes est si délicate que nous désirons nous reposer sur l'autorité de notre maître.

Le 13 novembre dernier, M. Guyon pratique l'exploration vésicale chez un malade dont voici succinctement l'histoire :

Un homme d'une cinquantaine d'années présentait il y a trois ans, des hématuries indolentes, survenant sans cause, et disparaissant de même. Depuis cette époque, les accidents s'aggravaient. Les hématuries s'étaient reproduites trois fois en deux mois, le malade se décida à entrer à la maison de santé de la rue Oudinot où M. Guyon l'examina.

C'est un homme assez vigoureux et nullement cachectique. Le toucher rectal et la palpation abdominale ne font sentir qu'un très léger épaississement de la paroi vésicale, à gauche de la prostate. Le diagnostic n'étant pas assuré, M. Guyon pratique l'exploration vésicale avec le cathéter métallique.

Depuis huit jours le patient n'a pas eu d'hématurie. Le cathétérisme est pratiqué avec toutes les précautions habituelles, il ne provoque aucune douleur, et permet de constater un léger relief de la paroi inférieure de la vessie siégeant à gauche du col. Le diagnostic de néoplasme est donc porté.

Pendant toute la journée qui suit cette exploration, de 10 heures du matin à minuit, l'urine est claire, la miction tout à fait indolente. Vers 1 heure du matin, l'urine devient subitement teintée de sang ; pendant toute la nuit cette hématurie persiste et en très grande abondance, car le lendemain M. Guyon trouve un vase rempli de caillots sanguins. Pendant cinq jours ce pissement de sang continue, puis subitement l'urine reprend ses caractères normaux.

Ce fait nous a paru digne d'intérêt, l'hématurie n'a pas suivi le cathétérisme, il ne peut donc point s'agir ici d'une lésion directe de la vessie ou du néoplasme : c'est quinze heures après qu'elle s'est manifestée, il faut invoquer là une cause dynamique, une congestion réflexe sous l'influence du cathétérisme peut seule l'expliquer. L'abondance même de cette hématurie est digne de remarque. Certes, ce malade a perdu plus de sang par le seul fait de la congestion qu'il ne l'eût fait par le grattage après une taille hypogastrique.

Dans un troisième fait, il semble bien que ce soit sous l'influence d'une congestion provoquée par les contractions vésicales incessantes, les mictions trop souvent répétées, que sont survenues les hématuries. L'observation de ce malade est intéressante à plus d'un titre; on nous permettra de l'exposer in extenso :

Robert R..., 36 ans, comptable, entre le 5 novembre 1884, salle Saint-Vincent, lit n° 27.

C'est un pauvre homme, maigre, pâle, blême, le visage décharné, présentant l'apparence d'un phthisique à la troisième période.

Il appartient à une famille de gens vigoureux ; son père et sa mère vivent encore. Ses collatéraux et ses quatre enfants sont dans une santé parfaite.

Il y a dix-neuf ans, il eut une blennorrhagie qui guérit complètement en quelques semaines.

A l'âge de 18 ans, il commença à ressentir des douleurs assez vives au niveau de la région lombaire des deux côtés. Ces douleurs permanentes, avec quelques exacerbations, n'avaient pas le caractère des coliques néphrétiques ; elles s'accompagnent d'urines troubles déposant une couche grise, de coloration sanguine. Peu à peu ces douleurs se localisent à droite et persistent indéfiniment sous forme d'endolorissement. Elles n'empêchent point le malade de se livrer à ses travaux.

Néanmoins Robert consulta nombre de médecins qui lui prescrivirent des diurétiques et, en fin de compte, vint échouer au mois de mai 1884 à Contrexéville.

Là, il fut soumis à une ingestion excessive de liquide, 5 à 6 litres d'eau par jour, les mictions étaient naturellement plus fréquentes, mais les urines restaient toujours troubles, déposant par le repos une couche épaisse de mucus.

L'endolorissement de la région lombaire diminua et notre homme revint à Paris.

A son retour les douleurs éclatent plus violentes que jamais, elles occupent la région des reins, s'élançant le long des uretères et de la vessie, dans la verge et le scrotum. Leur intensité est telle qu'elles provoquent presque des syncopes.

Vingt jours après cette crise, survient une hématurie très abondante, le malade urine du sang pur, des caillots noirâtres, en même temps la miction est plus fréquente et douloureuse.

Le pissement de sang continue régulièrement depuis cette époque. Profondément anémié par ces hémorrhagies, Robert entre à l'hôpital.

Les douleurs rénales peuvent faire penser à une hématurie d'origine rénale ; cependant les troubles vésicaux qui se sont manifestés dans ces derniers temps font conclure à une lésion de la vessie.

M. Guyon pratique le toucher rectal et constate l'intégrité de la protaste, une tuméfaction bien limitée siégeant dans l'épaisseur des parois de la vessie. (Toutefois la limite exacte du néoplasme, sa consistance dure, les antécédents rénaux, font hésiter sur la nature histologique de cette tumeur.)

L'explorateur métallique ne rencontre aucune saillie sur le bas-fond vésical. L'examen de l'état général n'est pas fait pour faciliter le diagnostic. Les testicules sont indemnes.

L'appareil digestif fonctionne assez régulièrement. Il y a peu d'appétit et de temps en temps un peu de diarrhée.

En présence de ces faits, M. Guyon fait pratiquer la recherche du bacille dans les urines, l'examen est positif.

On met alors le malade à un régime tonique : poudre de viande et extrait de quinquina.

Mais l'hématurie persiste, les mictions sont extrêmement fréquentes, la vessie est le siège d'élancements très douloureux qui s'exagèrent encore pendant la miction et le malade demande à tout prix l'intervention chirurgicale.

La boutonnière périnéale avec dilatation du col ayant donné d'excellents résultats en pareil cas, M. Guyon propose l'opération, qui est acceptée et pratiquée le 7 décembre 1884.

Le périnée est débridé, le col est dilaté au moyen des dilatateurs progressifs et le doigt est introduit dans la vessie. Bien que le périnée soit peu épais, l'index est à l'étroit dans la vessie, néanmoins M. Guyon sent nettement un néoplasme de la paroi antérieure de la vessie. Malheureusement cette opération ne permet pas d'intervenir activement par le grattage. On se contente de placer une grosse sonde en gomme à demeure dans le périnée.

Les suites de l'opération sont absolument bénignes, je n'y relève qu'un seul fait :

Le malade n'a perdu que quelques cuillerées de sang pendant la taille. A partir du moment où la sonde a été dans la vessie, l'hématurie a complètement disparu, les urines sont absolument claires; les douleurs ont beaucoup diminué.

Au quatrième jour le malade ne veut plus garder la sonde et urine par le canal et par le périnée.

Peu à peu la fistule périnéale se rétrécit, et trois jours après la suppression de la sonde les douleurs reparaissent avec leur intensité première et, le lendemain, le sang fait son apparition dans les urines.

A partir de ce moment l'état local est aussi précaire que par le passé. Douleurs continuelles, mictions incessantes, insomnie complète. M. Guyon se résout à tenter un dernier effort, il pense que peut-être le grattage de la tumeur ou l'extirpation du néoplasme avec résection de la paroi antérieure de la vessie peut soulager le malade. La taille hypogastrique est pratiquée le 5 janvier.

Ballonnement du rectum, ballonnement de la vessie au moyen d'un petit sac de caoutchouc introduit par la fistule périnéale, préalablement dilatée. Puis incision hypogastrique.

On tombe sur une vessie remplie de caillots, au-dessous desquels on trouve un néoplasme infiltré dans toute l'épaisseur de la paroi vésicale, en arrière et en avant; on pratique le grattage, il s'écoule une très grande quantité de sang à peine supérieure aux seuls caillots qui encombrent la vessie.

Le grattage reste incomplet, un lobe de la tumeur étant adhérent à la prostate. On place les tubes-syphons et on applique un pansement de Lister.

Les suites ne sont pas plus graves que celles de la boutonnière, il n'existe ni fièvre ni infiltration.

Malgré la présence d'un lobe de la tumeur dans la vessie, les urines sont absolument claires et exemptes de sang, les douleurs ont complètement disparu, le repos et le sommeil sont rendus au patient.

Bien que cet homme soit toujours cachectique, cette amélioration se maintient encore aujourd'hui vingt-deuxième jour.

Voici donc une hématurie persistante et abondante, menaçant la vie du malade et s'accompagnant de douleurs atroces. Cette hématurie survient à la suite d'une saison à Contrexéville, c'est-à-dire à la suite de mictions répétées, de distension exagérée de la vessie. Or, ce travail excessif du réservoir vésical le congestionne, et c'est à cette congestion qu'il faut attribuer l'hématurie. En effet, la suppression de la contraction vésicale par la boutonnière, suffit à faire disparaître l'hématurie, et bien qu'une sonde soit en contact avec le néoplasme, celui-ci ne saigne plus. C'est donc à la congestion déterminée par cette contraction vésicale qu'étaient dues les hématuries. A peine la boutonnière rétrécie et la vessie rendue à elle-même, douleurs et hématuries reparaissent jusqu'à ce qu'une nouvelle taille, mettant au repos la paroi vésicale, mette un terme à ces accidents.

En résumé, c'était à la congestion vésicale qu'était due l'hématurie; il a suffi de supprimer la cause pour voir l'effet disparaître.

On le voit, l'étiologie de ces phénomènes congestifs est vraiment bien pauvre. Un obstacle rectal, un flux hémorrhoïdal peuvent provoquer les premiers accidents qui, bientôt, se reproduisent en dehors de ces phénomènes, sans que nous puissions en saisir la raison. Notre dernière observation d'hématurie congestive à la suite d'une exploration vésicale est peut-être plus féconde en déduction; en somme, c'est la muqueuse vésicale qui, irritée par le contact de l'instrument, a réagi par une congestion. Nous croirions volontiers que cette irritation vésicale joue le premier rôle dans ces phénomènes congestifs.

Nous avons vu que la vessie est un organe essentiellement congestif et par son anatomie, et par sa physiologie ; sa congestion est son mode de réaction le plus fréquent, dès lors, la présence d'un néoplasme doit être pour l'organe une cause excitatrice incessante, et il n'est pas étonnant qu'une congestion accompagne fréquemment ces néoplasmes. Quel que soit le point de départ, il se fait sous cette influence une vaso-dilatation du côté de la vessie, d'où ruptures consécutives des vaisseaux friables du néoplasme. Sans doute, le réservoir s'accoutume assez bien au contact des corps étrangers, et l'on peut voir de gros calculs faire bon ménage avec la muqueuse vésicale ; mais à un certain moment, la muqueuse finit toujours par réagir, elle se congestionne et devient le siège d'une cystite ou d'une exhalation sanguine.

Ces recherches et cette façon d'envisager les hématuries des néoplasmes vésicaux pourraient paraître oiseuses si elles n'avaient qu'un but théorique. Nous pensons au contraire que, dans certains cas, la pathogénie de ces accidents peut conduire à une thérapeutique logique et efficace.

Partant de ce principe que l'hémorrhagie des néoplasmes de la vessie est d'origine congestive, c'est à combattre cette congestion que l'on devra s'appliquer. Or, le meilleur moyen d'empêcher la congestion vésicale, c'est de supprimer les fonctions de la vessie, et pour cela, la taille et la dérivation de l'urine par la plaie est le meilleur mode de traitement. Toutefois, ce n'est là qu'une intervention toujours grave et à laquelle on ne doit se résoudre qu'après avoir mis en œuvre le traitement médical. C'est à la suppression de toute cause de gêne circulatoire qu'il doit tendre. A ce point de vue, l'engorgement du rectum, si fréquent chez les vieillards, est une cause fréquente de stase dans les veines sous-jacentes, et, partant, dans les plexus prostatiques et vésicaux; c'est là un accident qu'on devra éviter. Notre observation, citée plus haut, montre bien toute l'importance de ce fait.

Une autre méthode, à laquelle M. Guyon doit de remarquables succès, consiste dans l'hydrothérapie. Nous en avons cité un exemple page 31. Ce n'est qu'en s'adressant à la congestion que cette médication peut agir.

DU ROLE DE LA CONGESTION DANS LA CYSTITE TUBERCULEUSE

Le rôle de la congestion dans les affections tuberculeuses du poumon n'est plus à démontrer. Son importance au point de vue diagnostic et pronostic est également connue. Tous les traités didactiques de la phthisie insistent sur le danger de ces raptus et le traitement qu'on doit leur opposer.

Le symptôme congestif le plus frappant dans l'histoire de la tuberculose pulmonaire, c'est l'hémoptysie. Cette hémoptysie n'est pas sous le seul fait de la lésion matérielle, de la lésion destructive, de la fonte purulente du poumon, car elle a lieu au début de la maladie, alors que les altérations sont peu étendues et qu'il n'existe pas encore d'ulcérations pulmonaires. Elle diminue à mesure que les lésions s'aggravent pour disparaître à la période ultime.

La cystite tuberculeuse présente de nombreuses analogies avec la tuberculose du poumon. Les hémoptysies du début correspondent aux hématuries prémouitoires, l'expectoration bacillaire qui leur fait suite trouve son parallèle dans la pyurie bacillaire, les douleurs thoraciques et la toux correspondent aux élancements dans le périnée et la verge.

Ces rapprochements dans les symptômes nous autoriseront à rapprocher les complications de l'une et de l'autre manifestation de la tuberculose. Il est vrai qu'un tuberculeux peut présenter une hémoptysie due à la destruction, à l'ulcération d'un vaisseau, mais cette destruction vasculaire ne peut être invoquée pour expliquer l'abondance et la persistance des hémorrhagies, surtout au début de l'affection. Il faut s'adresser ici à un deuxième facteur et ce deuxième facteur c'est la congestion. La différence entre la faible hémoptysie provoquée par une plaie du poumon et le crachement de sang si terrible qui marque le début de la tuberculose en est une preuve. Un second argument indiscutable est fourni par l'auscultation qui fait entendre des râles tout autour de la partie indurée.

Le rôle de la congestion est très net dans la tuberculose pulmonaire. Il ne l'est pas moins dans la phthisie vésicale.

Comme la tuberculose pulmonaire, la tuberculose vésicale provoque des hématuries, véritables hémoptysies vésicales. Ces hématuries affectent la même marche que les hémoptysies. Elles sont très abondantes au début de l'affection, elles diminuent avec l'extension des lésions pour disparaître à la période ultime de la maladie. Là encore le fait anatomo-pathologique ne peut expliquer ces hématuries prolongées et persistantes, qui constituent un signe presque pathognomonique des lésions vésicales, la physiologie seule peut en rendre compte. Voici un fait bien typique à cet égard : les lésions tuberculeuses étaient, tout à fait au début, les hématuries, les douleurs étaient intenses et elles ont nécessité une intervention.

Tab... (B.), âgé de 34 ans, valet de chambre, entre le 6 septembre 1884, salle Saint-Vincent, nº 10. C'est un garçon de taille moyenne, assez vigoureux, et nullement cachectique. Les accidents qu'il présente du côté des voies urinaires remontent à six mois.

Dans son enfance il eut une adénite suppurée de la région sous-maxillaire droite. Il guérit complètement en quelques semaines et depuis ce temps sa santé fut très bonne. Il ne présente aucun accident blennorrhagique ou syphilitique. La lésion strumeuse du cou est la seule manifestation scrofuleuse qu'il ait présentée.

En février 1884, il ressentit de temps en temps une pesanteur du côté de l'anus avec nécessité fréquente d'aller à la selle.

Ces accidents s'amendaient sans aucun traitement, mais au mois de mars, Tab... s'aperçut qu'il était obligé d'uriner souvent. Peu à peu ces besoins fréquents se rapprochèrent. Toutes les demi-heures pendant le jour, il urinait quelques gouttes.

D'abord indolente, la miction devint douloureuse, elle s'accompagnait d'élancements très vifs au bout de la verge; en même temps, les urines jusqu'alors claires et limpides, se teintèrent de quelques gouttes de sang. Cet écoulement sanguin n'avait lieu que tout à fait à la fin de la miction, pendant les dernières contractions vésicales.

Malgré ces accidents, le malade ne fit aucun traitement et continua son travail jusqu'en juin. A cette époque les mictions étaient incessantes, douloureuses, provoquant par leur répétition une insomnie complète, l'appétit diminuait, les forces s'en allaient et en trois semaines l'amaigrissement avait été de 8 kilog.

Sur ces entrefaites, le 27 juin, le malade se retint d'uriner pendant trois heures. Il fit ensuite de violents efforts pour vider sa vessie et rendit du sang pur en grande abondance. Un médecin appelé essaya de pénétrer dans la vessie et ne put y parvenir. Il prescrivit un grand bain. Ce traitement provoqua l'expulsion par l'urèthre de caillots et de sang pur, puis la miction suivante donna issue à une urine un peu trouble.

Le lendemain et le surlendemain les accidents de rétention reparurent et ne cédèrent qu'à un grand bain ; chaque fois la miction s'accompagnait de l'expulsion de caillots sanguins et de sang pur.

Les douleurs vésicales devinrent si violentes et si répétées, que le malade entra à la maison Dubois où il fut exploré et soigné par MM. Cruveilhier et Jalaguier.

Les balsamiques n'ayant pas amené d'amélioration, il en sortit le 6 septembre pour entrer à Necker.

A cette époque, les mictions sont très fréquentes, toutes les dix minutes; elles sont très douloureuses, l'urine est trouble, purulente; les dernières gouttes contiennent du sang. L'exploration fait constater un spasme très intense de la région membraneuse. Le toucher rectal ne donne que des résultats négatifs. M. Guyon pose le diagnostic cystite tuberculeuse, il prescrit des suppositoires belladonés, des injections de morphine et des instillations au nitrate d'argent et à l'atropine. Aucune amélioration.

Le 15, on place une sonde à demeure. Sous cette influence, les douleurs cessent, l'hématurie diminue. Au bout de trois jours on enlève la sonde. L'amélioration persiste, les besoins sont moins fréquents, la miction n'est plus douloureuse, l'hématurie disparaît presque complètement.

Cette amélioration se maintient jusqu'au 16 octobre. A cette époque le sang reparaît dans l'urine en grande abondance, puis les mictions deviennent aussi fréquentes et aussi douloureuses qu'autrefois.

Toutefois, elles présentent dans leur répétition et leur marche un fait remarquable. Entre 4 et 6 heures du soir, le malade éprouve de violentes douleurs qui partent du périnée, s'irradient sous forme d'élancements dans la verge, les testicules, le pli de l'aine, avec une telle intensité qu'elles lui arrachent des cris.

Cet état dure environ une heure, quelquefois plus. Pendant ce temps, la rétention est complète, le patient ne peut émettre une quantité d'urine si minime qu'elle soit.

Après deux heures de souffrances, les douleurs diminuent un peu, une miction a lieu.

Le liquide expulsé est du sang presque pur, les douleurs se calment aussitôt après. Les mictions suivantes sont moins douloureuses. L'urine ne contient presque pas de sang.

Cet accident se répète pendant vingt jours avec une régularité parfaite et en dépit de tout traitement. Bientôt les symptômes s'aggravent à tel point qu'une intervention chirurgicale depuis longtemps demandée par le patient, est décidée.

Le 3 décembre, M. Guyon pratique une boutonnière périnéale et dilate le col avec les mandrins. Le doigt introduit dans la vessie ne sent aucun relief, aucune induration, aucune ulcération.

On place une sonde à demeure à travers le périnée.

Les suites de l'opération sont absolument bénignes. Les douleurs disparaissent, l'hématurie cesse complètement.

Au septième jour, on enlève la sonde à demeure, le malade urine par la fistule et par le canal. Miction toutes les deux heures, sans douleur. Urines claires.

La fistule se ferme peu à peu, et jusqu'au 2 janvier 1885 l'amélioration persiste. A cette époque, le malade n'urine plus que par la verge, et le sang reparaît en petite quantité dans l'urine. Les mictions sont indolentes. En somme, il y a amélioration considérable.

Cette observation prise entre nombre d'autres, que nous ne pouvons rapporter ici, nous paraît assez probante.

Voilà un malade dont les lésions tuberculeuses n'ont encore provoqué aucune espèce d'ulcérations, lésions si limitées qu'elles n'ont déterminé aucune induration de la paroi vésicale. Cependant les douleurs sont extrêmement vives, les hématuries sont abondantes et répétées, capricieuses. De tels accidents ne peuvent s'expliquer par des lésions mécaniques.

De même les accès douloureux que présente ce malade nous paraissent être sous la même dépendance. Ils précèdent chaque hématurie, puis, sous l'influence de l'évacuation sanguine, ils s'amendent pour disparaître bientôt. C'est donc sous les mêmes causes que ces accidents ont apparu : cette détente dans les symptômes douloureux, sous la seule influence d'une légère hémorrhagie, montre bien qu'elle est due à des phénomènes vasculaires.

Enfin l'efficacité même de la thérapeutique plaide en faveur de cette interprétation. La boutonnière périnéale et la dilatation du col n'ont agi en rien sur la lésion élémentaire et n'ont point modifié la surface malade ; et cependant elles ont dissipé l'hématurie et les douleurs; pareil résultat ne peut s'expliquer que par une action sur le processus pathogénique des accidents. L'opération a supprimé les contractions incessantes du muscle vésical, c'est-à-dire qu'elle a supprimé la cause de la congestion. En effet, aussitôt la vessie fermée et obligée de se contracter, l'hématurie réapparaît.

Cette façon d'envisager des phénomènes observés nous semble la seule plausible, la seule qui puisse expliquer cette action pour ainsi dire à distance de la dilatation du col sur la cessation des hémorrhagies. Cet exemple d'hématurie congestive est assez net pour nous dispenser de multiplier ces observations et pour nous permettre de considérer le pissement de sang dans la tuberculose comme un accident congestif.

L'hématurie n'est pas le seul accident congestif chez ces malades. La douleur et la fréquence des mictions constituent avec le pissement de sang les symptômes cardinaux de la maladie. Nous n'avons pas la prétention de rapporter les deux premiers phénomènes à des changements dans la vascularisation de la vessie : la présence de granulations tuberculeuses sur le col les explique suffisamment. Mais l'intensité même de ces symptômes est extrêmement variable d'un jour à l'autre, d'un moment à l'autre d'un même jour. Et cette variabilité ne peut cadrer qu'avec des phénomènes également mobiles; l'appareil vasculaire peut seul ici entrer en cause.

Cette explication est d'accord avec ce fait que plusieurs tuberculeux nous ont nettement affirmé; la miction est plus fréquente dans le décubitus dorsal et le sommeil que pendant la station debout ou la veille, nous retrouvons ici les mêmes influences qui s'exercent chez les prostatiques. Nous verrons quelles sont les causes de cette aggravation dans les symptômes. Nous pouvons dire de suite qu'elle est imputable à des phénomènes congestifs ; et l'explication donnée pour l'hypertrophie de la prostate pourra s'appliquer à la cystite tuberculeuse.

Voici un exemple bien net de l'exagération des accidents de la cystite tuberculeuse sous la seule influence du sommeil ; le fait nous a paru intéressant, car il vient à l'appui de ce que nous développerons ultérieurement. Le décubitus dorsal n'est pas le seul facteur de la congestion vésicale pendant la nuit, il faut lui adjoindre l'influence du sommeil. Il appartient à la clientèle particulière de M. Guyon.

Une jeune fille de 20 ans, strumeuse, ayant toujours été bien portante, fut prise il y a quelques mois de fréquences de la miction, puis d'hématuries peu abondantes, au moment des règles. M. Guyon porta le diagnostic cystite tuberculeuse. L'examen des urines fut pratiqué plusieurs fois, par plusieurs micrographes. Il révéla l'existence d'un grand nombre de bacilles. Dans tous les cas où l'examen fut pratiqué, on trouva le parasite. Malgré le régime institué, les hématuries, qui ne s'étaient d'abord manifestées qu'au moment des règles, devinrent continuelles. La malade perdit peu à peu ses forces, et à l'heure actuelle elle passe au lit 22 heures sur 24.

C'est depuis cette époque que le pissement de sang a été remarquable. Pendant le jour, les urines sont à peine teintées en rose, souvent même elles sont tout à fait claires. Pendant la nuit, elles sont fortement colorées par le sang. Le même fait se produit chaque nuit.

Dans le cas présent, c'est bien au sommeil qu'il faut attribuer, l'exagération de la réplétion vasculaire amenant l'hématurie, car, la malade reste dans le décubitus dorsal, jour et nuit.

En somme, les hématuries de la cystite bacillaire sont d'origine congestive, leur apparition au début de la maladie, et leur cessation au moment où les lésions ulcératives sont le plus avancées en sont une preuve. Elles peuvent être précédées de douleurs extrêmement violentes qui disparaissent dès que survient le pissement de sang. Ces douleurs sont provoquées par des phénomènes vasculaires qui s'amendent sous l'influence d'une saignée locale spontanée.

C'est par les contractions incessantes de la vessie que cet état congestif est déterminé : la suppression de ces phénomènes vasculaires est le meilleur moyen de traiter et l'hématurie et la douleur; la boutonnière périnéale et la dilatation donnent à ce point de vue de bons résultats.

CONGESTION ET PROSTATIQUES.

Nous avons vu quel riche plexus veineux entoure le canal de l'urèthre à son passage dans la prostate et combien les veines intra et péri-prostatiques deviennent volumineuses chez les vieillards.

Ce fait seul de la richesse vasculaire peut nous faire prévoir quel rôle considérable les vaisseaux doivent jouer dans les accidents de l'hypertrophie prostatique. De tous temps ces accidents ont été connus.

Desault, en 1803, s'exprimait ainsi à cet égard. (*Œuvres chirurgicales*, p. 234.)

« Une autre cause plus fréquente de la tuméfaction de « la prostate est le gonflement de ses vaisseaux, et de ceux « qui rampent dans le tissu cellulaire qui l'unit au col de « la vessie et au commencement de l'urèthre. L'anatomie « apprend que ces vaisseaux forment un plexus très « sensible à l'œil, même dans l'état actuel, et sans le « secours des injections, ce plexus vasculaire est suscepti« ble d'une dilatation considérable, et souvent il présente « des espèces de nodosités saillantes dans le col de la ves« sie et semblables à celles que forment les varices situées « dans les autres parties du corps.

« Dans cette maladie, la prostate augmente moins de « volume proportionnellement que ses enveloppes. Leur « tissu est tantôt mou et spongieux, tantôt dense et dur,

« selon que l'engorgement est récent ou ancien ; enfin, ce « gonflement variqueux de la prostate présente les mêmes « variétés que les tumeurs hémorrhoïdales avec lesquelles « il a beaucoup d'analogie, et qui le compliquent très fré- « quemment.

« L'un et l'autre de ces états contre nature sont aussi « souvent l'effet que la cause de la rétention d'urine et de « la constipation ; rien ne contribue autant à leur naissance « que les efforts que les malades font pour uriner et pour « aller à la garde-robe.

« La contraction violente des muscles abdominaux, en « comprimant fortement les viscères contenus dans le « bas-ventre et rendant ainsi difficile le retour du sang par « les vaisseaux iliaques et mésentériques, produit une « stase sanguine dans les veines du périnée, et par une « suite naturelle l'engorgement de tous les viscères situés « dans cette région. Or, dans ce cas, le gonflement vari- « queux de la prostate est consécutif à la rétention d'urine « qu'il entretient à son tour. Souvent aussi la tuméfaction « de cette glande précède la rétention d'urine dont elle est « la cause primitive. »

Enfin il ajoute : « Les bougies décongestionnent la pro- « state et provoquent une inflammation obstruante de ses « veines. Il faut l'appuyer avec force contre l'obstacle et « soutenir la pression. Le sang qui s'écoule facilite le pas- « sage. »

Desault avait donc bien vu l'importance des vaisseaux dans l'hypertrophie prostatique, il en avait même, selon nous, exagéré l'importance, en proposant une thérapeutique qui, heureusement, n'a pas prévalu. Nous allons essayer de reprendre ici cette étude et de mettre au point l'influence de la congestion sur le développement des accidents que présentent ces malades.

I. On peut, avec M. Guyon, distinguer deux groupes de symptômes bien différents dans l'hypertrophie prostatique : des symptômes dynamiques et des symptômes mécaniques.

Les premiers sont des signes de début qui demandent à être recherchés et qui, sans se manifester sous la forme dramatique de la rétention d'urine, n'en sont pas moins importants. S'ils sont rapportés à leur cause première, ils peuvent éviter aux patients tous les accidents graves de la seconde période. Les seconds apparaissent plus tardivement, ils tiennent au défaut d'évacuation de la vessie, à la stagnation de l'urine. On nous permettra d'être bref sur cette étude symptomatique. M. Guyon a publié (1) ailleurs une étude d'ensemble de la maladie avec tous les développements qu'elle mérite.

Le premier phénomène dont se plaint le prostatique c'est la fréquence de la miction, fréquence nocturne, particulièrement accentuée dans la seconde moitié de la nuit. C'est donc pendant le décubitus et pendant le sommeil que les accidents sont le plus marqués.

Un autre accident de cette période, ce sont les érections, érections qui se manifestent également dans la seconde moitié de la nuit. Loin de se flatter de cette nouvelle jeunesse les malades s'en plaignent amèrement, car la turges-

(1) *Annales des Maladies des organes génito-urinaires*, février 1885.

cence de la verge ne s'accompagne ici d'aucun désir vénérien, elle est au contraire fort gênante et souvent douloureuse. Elle oblige les malades à se lever ou à prendre des positions plus ou moins bizarres pour s'en débarrasser.

Dès cette époque, la miction s'opère déjà assez mal. Au moment où le malade se présente pour uriner, il n'est pas immédiatement obéi, il doit souvent faire quelques efforts ou se tirailler la verge avant de voir l'urine s'écouler. Le plus souvent, le prostatique remarque que c'est après avoir fait quelques pas dans sa chambre, après avoir pris quelque exercice, que l'urine apparaît plus facilement; aussi répète-t-il cette manœuvre à chaque miction nocturne. Malgré toutes ces précautions, le jet d'urine n'est pas lancé avec force, ce n'est point à dire qu'il tombe en bavant, mais il n'est plus projeté comme un jet normal, et cela quels que soient les efforts du patient.

II. Tous ces troubles de la miction sont notablement influencés par certaines conditions, et c'est précisément à cause de cette influence notable qu'on a voulu voir dans ces circonstances les facteurs pathogéniques de l'hypertrophie. C'est ainsi que le repos, soit dans le décubitus, soit dans la station assise, augmente et le nombre des mictions et leur difficulté; par contre, la marche modérée diminue ces accidents.

De même, une constipation même peu prolongée, une poussée hémorrhoïdaire, des excitations sexuelles, vont provoquer une exacerbation notable de ces légers symptômes et pourront transformer une dysurie en rétention complète. Le moindre excès de régime, qu'il s'agisse de bonne chère ou de bon vin, provoque les mêmes accidents. C'est même là une des causes les plus fréquentes de la rétention des prostatiques. Un autre fait dont les conséquences peuvent être fort graves, c'est le retard dans l'accomplissement de la miction ; pour une cause quelconque, le malade refuse pendant un certain temps d'obéir aux sollicitations vésicales ; quand il veut se rendre à cette injonction, il ne le peut plus, il y a rétention complète, et ce simple accident peut condamner à tout jamais un malade à l'emploi de la sonde.

Voici quelques faits à l'appui de cette étiologie des accidents de la première période :

Un malade de 60 ans, D..., employé, entre le 25 juin 1884, salle Saint-Vincent, lit n° 2, à l'hôpital Necker, pour une rétention d'urine.

Aucun antécédent blennorrhagique. Il nous raconte qu'en 1873 il urinait plusieurs fois la nuit, mais ne souffrait d'ailleurs d'aucun autre accident. A cette époque, il assiste à une noce et boit plus que de coutume, il est pris de rétention incomplète. Tous ses efforts pour uriner ne provoquent que l'expulsion de quelques gouttes d'urine, bientôt la rétention devient complète. Un traitement médical (bains, cataplasmes) le débarrasse de ces accidents.

Puis, pendant plusieurs années, il urine assez bien, il est simplement gêné par cinq ou six mictions pendant la fin de la nuit. Depuis deux ans, les troubles de la miction se sont accentués ; le matin, le jet se fait attendre, et notre homme est obligé de faire quelques pas avant de pouvoir uriner ; la matinée se passe tranquillement, les urines sont bien claires.

Grâce à un régime sobre, à des précautions contre tout excès, les choses en restent là jusqu'au 7 juin.

Ce jour même, notre homme va au Salon de peinture, il se retient d'uriner pendant plusieurs heures, il déjeune sans faire abus de boisson. Vers 4 heures du soir, D... essaye d'uriner, il ne peut rendre que quelques gouttes d'urine ; arrivé chez lui, la rétention est complète.

Un premier essai de cathétérisme n'aboutit qu'à une légère uréthrorrhagie ; le lendemain, un autre médecin emploie une sonde en caoutchouc et évacue la vessie, il laisse la sonde à demeure.

Après vingt-quatre heures, la sonde est enlevée et le malade se sonde toutes les quatre heures. Dès le premier cathétérisme, l'urine est trouble, purulente.

Au bout de quelques jours, la sonde passe difficilement et le malade entre à l'hôpital, où nous constatons une hypertrophie énorme de la prostate et une cystite intense.

Les lavages boriqués eurent raison de la phlegmasie vésicale mais depuis cette époque, le malade n'urine plus qu'avec la sonde, 3 cathétérismes pendant le jour, 5 pendant la nuit.

Voilà donc un malade qui est pris d'une première rétention (au début de la maladie) sous l'influence d'un léger excès de régime, cette rétention guérit facilement. Mais, plus tard, sous l'influence d'une simple retenue d'urine, la rétention devient complète et définitive.

Voici un second fait où nous avons pu suivre et l'influence de cette étiologie et les modifications de volume de la prostate :

Saucez (Christophe), 60 ans, tailleur, entré le 20 novembre.

Pas de blennorrhagie ; syphilis à 23 ans.

Depuis deux ou trois ans, le malade s'aperçoit qu'il urine plus réquemment le jour, se relève plus souvent encore la nuit.

Quand le malade fait quelques excès de table, les mictions deviennent plus fréquentes, le jet se fait attendre plus longtemps, il est projeté avec moins de force.

Il y a huit jours, le malade, qui d'habitude n'obéissait pas à sa vessie, a résisté plus longtemps encore que les autres fois à l'envie d'uriner. Quand il a voulu satisfaire au besoin, il n'a pu émettre qu'une petite quantité d'urine, après beaucoup de temps et de nombreux efforts. Rentrant chez lui le soir, le malade s'est refroidi et n'a pu uriner que quelques gouttes. Il est resté ainsi sans pouvoir uriner jusqu'au lendemain matin.

Un médecin appelé le sonde tous les soirs pendant quatre jours.

Le malade vient à Necker le 20 novembre ; la prostate est volumineuse, surtout du côté gauche, elle paraît inégale.

Lavements tièdes, tisane de bourgeons de sapin.

Le 24. Il ne peut uriner sans sonde ; deux sondages la nuit et deux sondages le jour.

La prostate ne paraît pas s'être modifiée sensiblement.

Le 8 décembre. *La prostate a diminué de volume*, elle est notablement moins dure. Le malade urine plus facilement, il ne se sonde qu'une fois par jour.

Chez un autre malade, l'aggravation des accidents sous l'influence des causes que nous avons énoncées était plus nette encore.

Rolm..., 61 ans, journalier, entré le 22 novembre 1884, salle Saint-Vincent, lit n° 8, pour se faire soigner d'une cystite survenue dans les conditions suivantes :

Il y a environ un an, Rhom... commença à ressentir quelques troubles de la miction. Les envies étaient beaucoup plus fréquentes, surtout dans la deuxième moitié de la nuit, pendant laquelle il devait se lever trois ou quatre fois. Le jet apparaissait sans efforts violents, l'urine était claire.

Aussitôt que le malade faisait quelque excès de boisson, les besoins devenaient beaucoup plus fréquents, et pendant la nuit toutes les heures l'envie d'uriner le réveillait. En même temps, le jet était projeté moins loin et souvent il se faisait attendre. Ce n'était qu'après quelques efforts ou quelques tiraillements de la verge que l'urine se présentait au méat.

Le 16 décembre 1883, après un dîner en ville, il revient en omnibus et il est obligé de résister aux sollicitations vésicales ; en descendant, il est pris de rétention absolue ; ce n'est que le lendemain soir, après plusieurs essais, qu'on parvint à passer une sonde molle. Les jours suivants, le cathétérisme était facile ; mais, à dater de ce jour, notre homme n'a plus uriné qu'avec la sonde.

Il y a deux mois, survint une cystite pour laquelle il fut admis et traité salle Saint-Vincent.

Une des circonstances dans lesquelles toutes ces causes sont, pour ainsi dire, réunies, c'est le voyage en chemin de fer.

Cette notion d'une impossibilité d'uriner pendant un voyage est un point banal par sa fréquence. C'est qu'alors tout concorde pour produire la rétention. D'un côté, la station assise prolongée sur un coussin mou et chaud ; de l'autre, le retard presque fatal dans l'accomplissement des fonctions vésicales, et quelquefois aussi un écart de régime antécédent, tout tend au même but, l'effet ne se fait pas attendre : la miction devient impossible.

A côté de ces circonstances qui, comme nous le verrons, agissent en somme localement pour aggraver les accidents prostatiques, il en est d'autres qui n'interviennent que par une action générale sur l'organisme entier. Tels sont, par exemple, les émotions morales violentes et surtout les refroidissements, sous l'influence desquels on peut voir tout le cortège symptomatique de l'hypertrophie au début faire place à celui de la cystite. M. Guyon nous a cité maints exemples de malades vidant parfaitement leur vessie et tourmentés seulement par le symptôme fréquence nocturne. Un refroidissement pendant une promenade, une partie de chasse, un exercice quelconque, aggravait les symptômes jusqu'à la rétention.

Ces nombreuses causes, dont l'énumération a pu paraître fastidieuse, ont été regardées comme capables de provoquer de toutes pièces une hypertrophie. Il nous suffirait, pour ruiner cette thèse,de montrer que tel campagnard est un prostatique, alors que tel chef de bureau, depuis vingt-cinq ans dans un ministère, n'a pas trace d'hypertrophie de la prostate. Que tel alcoolique ou tel individu adonné aux excès vénériens n'a pas plus de trouble de la miction qu'un anachorète. Sans doute ces conditions favorisent le développement de l'affection, mais elles ne peuvent la constituer de toutes pièces. La démonstration a été faite par bien des auteurs. Nous n'y reviendrons pas.

Mais si, comme conditions pathogéniques, ces causes n'ont aucune valeur, comme agents provocateurs des accidents observés, leur action est indéniable, l'interrogatoire d'un prostatique quelconque le prouve.

III. Reste à savoir sous quelle influence se produisent ces symptômes et par quel mécanisme tout le groupe étiologique précédent vient les aggraver. Il nous semble que tous ces phénomènes trouvent facilement leur interprétation dans un seul fait : la congestion. C'est dans le seul système vasculaire que l'on peut chercher la mobilité et la variabilité de ces accidents. Une analyse rapide va nous le prouver.

Tout d'abord *la fréquence de la miction pendant la nuit* ne peut s'expliquer par une action mécanique ou inflammatoire. Dans le décubitus dorsal, l'urine repose sur le basfond de la vessie, par conséquent elle ne vient pas appuyer sur le col vésical et provoquer le besoin d'uriner. Aussi, normalement, urinons-nous moins souvent la nuit que le jour. Chez les prostatiques, les rapports anatomiques sont différents : la partie inférieure de la vessie est surélevée, le trigone et le col surmontent le bas-fond, mais ce n'est point là une raison pour que l'urine vienne se mettre en rapport avec le col plus tôt qu'elle ne le ferait normalement. Au contraire, le col étant plus haut, et le bas-fond plus développé, l'urine est éloignée de la portion la plus sensible de la vessie. D'autre part, tout ce que nous connaissons des cystites, nous permet de dire que le repos ou la station assise diminuent et le nombre et la difficulté des mictions. On ne peut donc incriminer ici une inflammation latente de la muqueuse vésicale, d'ailleurs les caractères de l'urine viendraient juger pareille hypothèse.

Une seule condition est changée dans les organes du petit bassin pendant le décubitus et le sommeil, c'est le mode de circulation et surtout le mode de la circulation veineuse. Sous l'influence du décubitus, le sang stagne dans les vaisseaux du bassin, d'autant plus que la chaleur du lit facilite encore la réplétion de ces organes. Toutefois, nous devons dire que le seul décubitus ne suffit pas à expliquer ces fréquences, le sommeil y prend certainement sa part, car les malades qui restent jour et nuit dans leur lit se sondent plus fréquemment la nuit. Il y a donc là un autre facteur constitué par les congestions qui se passent pendant le sommeil. Malheureusement la physiologie est encore muette sur ce point. Le fait de la congestion vasculaire du bassin pendant le décubitus nous semble hors de doute, l'exagération des accidents hémorrhoïdaires sous cette influence suffit à le prouver. Sous l'influence de cette stase veineuse dans les sinus de la prostate et de la vessie, il se fait une distension des veines vésicales et surtout de ces veines si nombreuses qui entourent le col. Or, le col est par excellence la partie sensible de la vessie, sa moindre irritation provoque l'envie d'uriner et provoque la contraction du globe vésical entier (Voir Thèse de Denos, 1881.)

Cette fréquence est si bien sous la dépendance congestive du col, qu'elle n'existe pas dans l'abcès de la prostate. Les malades qui sont atteints de prostatite se sondent toutes les quatre à cinq heures et sans plus de fréquence la nuit que le jour.

En voici un exemple :

Declers, cocher, 32 ans, entré le 2 mars 1884, salle Saint-Vincent, n° 19.

Première blennorrhagie il y a cinq ans, traitée par les balsamiques et les injections, durée deux mois ; passage à l'état chronique, durée quatre ou cinq mois.

Aucun trouble de la miction depuis cette époque.

Il y a un mois, deuxième blennorrhagie, traitée par les balsamiques et les injections ; non guérie.

Il y a six jours, le malade fut pris de rétention d'urine avec douleurs dans le fondement et picotement au bout de la verge, l'urine s'écoulait goutte à goutte par regorgement. Il prit un bain et un purgatif qui le soulagèrent beaucoup, il put uriner à la suite de ce traitement.

Il y a trois jours, deuxième rétention, il fut transporté à Necker où on le sonda.

A son entrée, troisième rétention, la vessie est très distendue, remontant jusqu'au niveau de l'ombilic : par le toucher rectal on trouve la prostate volumineuse, douloureuse et fluctuante. Le canal est libre. On vide la vessie avec une sonde en gomme molle de moyen calibre. Le malade n'est point tourmenté par des envies fréquentes. *Toutes les quatre heures il se sonde et sans plus de fréquence la nuit que le jour.*

10 mars. L'abcès de la prostate s'est complètement vidé, la l ande est complètement revenue sur elle-même, il ne sort plus de pus par le canal.

Il quitte l'hôpital sur sa demande.

Ce n'est donc pas l'inflammation ou une dilatation vasculaire limitée à la prostate qui provoque les accidents, c'est la congestion du col.

Cette congestion va provoquer le même effet qu'une irritation quelconque, elle va mettre en jeu le réflexe de la miction. Plus elle sera intense et plus les mictions se répéteront. Aussi à partir de la seconde moitié de la nuit, le malade urine-t-il plusieurs fois et tandis que les premières heures du sommeil se sont passées sans mictions, à la fin de la nuit, c'est chaque heure, chaque demi-heure que le malade doit se lever pour satisfaire aux sollicitations incessantes de la vessie. Au contraire, aussitôt que le patient a pris quelque exercice, la matinée se passe dans une accalmie remarquable. De même si un prostatique se présente la nuit pour uriner et il n'est pas obéi, et c'est encore le mouvement qui facilite la miction.

Ce fait même de la disparition des accidents par la marche, nous prouve bien qu'il s'agit de phénomènes vasculaires. On sait, en effet, que de tous les vaisseaux ce sont les veines qui sont le plus influencées par la contraction musculaire. Le rôle de cette contraction dans la circulation veineuse a été le sujet de trop nombreux travaux dans ces derniers temps pour qu'il soit besoin d'y insister. (Jarjavay,

1881, Thèse de Paris.) Aussitôt que le malade fait quelques mouvements, tous les muscles de la cuisse et de la fesse, tous ceux des parois abdominales entrent en contraction, la circulation s'accélère dans les veines correspondantes et par conséquent la stase diminue dans les veines qui en sont tributaires. La circulation veineuse se fait plus facilement dans les troncs iliaques par exemple, elle est accélérée dans les veines qui en dépendent, dans la honteuse interne et aussi dans les veines prostatiques. Dès lors les accidents que provoquait la réplétion des vaisseaux sont effacés.

L'anatomie et la physiologie sont d'accord sur tous les points avec les phénomènes cliniques, et l'interprétation logique de ces faits nous paraît être celle que nous venons d'exposer.

Tout ce que nous venons de dire du décubitus s'applique presque en tous points à la station assise prolongée; nous n'y reviendrons pas.

Quant aux *érections* qui accompagnent les troubles de la miction, personne, je crois, ne contestera leur origine congestive et cette coïncidence même de troubles de la miction et de ces érections nous fait voir qu'il s'agit là de phénomènes du même ordre. On ne peut, en effet, invoquer ici la compression des veines émulgentes du pénis, par le globe vésical distendu, car la vessie est vidée à chaque instant. C'est dans la deuxième moitié de la nuit qu'elles se manifestent, absolument comme les envies fréquentes d'uriner. Elles reconnaissent donc la même origine. Le raptus limité dans certains cas aux plexus prostatiques peut dépasser ces limites et se propager aux corps caverneux ou aux corps spongieux. Aux troubles vésicaux se joignent des troubles uréthraux de même nature.

Les symptômes fonctionnels de cette première période sont d'ordre congestif et s'accompagnent généralement d'une augmentation de volume déjà notable de la glande. *Mais cette congestion prostatique, caractérisée par la fréquence des besoins dans certaines conditions, peut être le prélude de l'hypertrophie. Elle peut constituer à elle seule* un *état prostatique* en dehors même de l'augmentation de volume de la prostate, et cet état est caractérisé par tous les symptômes de l'hypertrophie au début. Les malades sont des prostatiques sans hypertrophie.

IV. Voici à ce propos trois cas qui nous paraissent dignes d'intérêt. Le premier nous a été communiqué par M. Guyon.

Il s'agit d'un homme de 54 ans, grand, fort, bien constitué, ayant eu autrefois un rétrécissement traité et guéri.

Marié depuis quelque temps, M. X... a modifié sa manière de vivre ; tout d'abord, il s'est livré à quelques excès vénériens au début de son mariage, en même temps son régime a été plus substantiel, plus riche en viandes noires et en vins généreux, il a également changé son activité physique habituelle en une vie bureaucratique.

A la suite de ces diverses modifications surviennent des troubles urinaires.

Ce sont d'abord des éjaculations un peu douloureuses, sans changement ni dans la quantité ni dans les caractères physiques du sperme ; le malade, un peu effrayé, diminue le nombre des rapports sexuels, puis finit par les suspendre.

Les éjaculations sont remplacées par des pertes séminales douloureuses, fréquemment répétées et sans modification du sperme.

En même temps les envies d'uriner deviennent plus fréquentes surtout pendant la nuit. M. X... est réveillé à partir de 2 ou 3 heures du matin par le besoin d'uriner.

Au début ce n'est qu'une fois ou deux que les sollicitations vésicales l'obligent à se lever, puis, à partir de 2 heures, c'est toutes les heures que les envies se répètent.

En même temps, la miction ne s'opère plus aussi facilement, le malade doit attendre quelques instants avant de voir le jet se présenter au méat. Cette difficulté de la miction est très accentuée pendant la nuit ; pendant le jour ces troubles disparaissent, le jet d'urine ne se fait pas attendre.

L'urine est normale, elle a été examinée par le professeur Bouchard, qui n'a trouvé aucun principe anormal, ni aucune exagération des principes normaux. Elle est claire, limpide, peu foncée en couleur.

Au milieu de ces troubles de la miction, l'état général est resté très bon.

M. X... est également examiné au point de vue d'une maladie du système nerveux. Il n'en présente aucun symptôme.

En présence de ces accidents, M. Guyon pense qu'il s'agit d'une hypertrophie de la prostate au début et pratique le toucher rectal.

La prostate est souple, ses dimensions sont normales, ses bords ne présentent aucune induration. La vessie se vide complètement.

Malgré l'exploration négative, M. Guyon porte le diagnostic : congestion de la prostate et des vésicules séminales, et ordonne l'hydrothérapie.

Voilà donc un malade chez lequel un examen complet ne révèle aucune lesion appréciable des voies urinaires, aucune anomalie dans les principes quantitatifs ou qualitatifs de l'urine; mais il existe chez lui les symptômes dynamiques du début de l'hypertrophie prostatique, et cet état congestif ne se limite pas seulement à la prostate, mais il occupe également la sphère des vésicules séminales, comme le prouvent et la fréquence des éjaculations et la douleur qui accompagne cet acte.

Voici une seconde observation de prostatique à la première période ; le fait était d'autant plus intéressant que le toucher ne donnait que des renseignements négatifs.

L... (Hubert), 74 ans, entré le 29 janvier, n° 17, salle Saint-Vincent, dans le service de M. Guyon, à l'hôpital Necker.

Il s'agit d'un homme assez vigoureux, malgré son âge, il vient se faire soigner pour une affection urinaire.

Nous ne trouvons dans ses antécédents de jeunesse aucun accident blennorrhagique. Depuis un an, L... se lève plusieurs fois la nuit pour uriner, tandis que, pendant le jour, il n'urine que trois ou quatre fois ; dans la seconde moitié de la nuit, il est réveillé cinq ou six fois par le besoin d'évacuer sa vessie.

Cette même période nocturne est marquée par quelques érections. Ces légers accidents sont parfaitement compatibles avec les travaux de ce malade, il ne s'en inquiète pas et ne fait aucun traitement. Les besoins deviennent plus fréquents ; peu à peu, c'est toutes les heures, toutes les demi-heures que le malade doit se lever. Depuis une quinzaine de jours, les mictions sont fréquentes ; même pendant le jour, elles sont impérieuses. En présence de ces accidents, L... se présente à l'hôpital.

On constate alors que les urines sont parfaitement claires, elles ne sont pas très abondantes.

Le toucher rectal ne révèle point l'existence d'une grosse prostate. La vessie se vide parfaitement.

L'état général est celui d'un athéromateux. Radiale dure, cercle sénile.

Malgré les résultats négatifs fournis par le toucher rectal, M. Guyon porte le diagnostic : hypertrophie de la prostate.

Exploration par la bougie à boule négative.

On prescrit : des lavements tièdes, de l'extrait de belladone,

0,05 par jour. Les mictions diminuent considérablement de nombre, et, le 2 février, elles n'ont plus lieu que toutes les deux heures.

J'ai pu observer un troisième exemple de ces faits :

X..,, cardeur, 55 ans, entre le 5 septembre, salle Vincent, lit n° 16, dans le service de M. Guyon, suppléé par M. Segond.

C'est un homme grand, assez vigoureux, mais paraissant beaucoup plus âgé qu'il ne l'est réellement. On lui donnerait facilement 60 à 70 ans. Nous ne relevons dans ses antécédents que des symptômes d'arthritisme ; il a eu, à l'âge de 27 ans, une attaque aiguë de rhumatisme et depuis cette époque il souffre de temps en temps au niveau des articulations. Jamais de blennorrhagie, pas de syphilis.

Le début de ses accidents urinaires remonte à deux ans. Il s'aperçut à cette époque qu'il urinait plus souvent qu'autrefois. Ce fut d'abord la nuit que se manifestait ces besoins. Dans la deuxième moitié de la nuit, le malade se levait une ou deux fois pour uriner. Il ne s'inquiète pas de ces accidents. Il est sobre, il mène une vie régulière, si bien que son état ne s'aggrave pas rapidement.

Au mois de novembre dernier, les mictions étaient de 5 à 6 par nuit et toujours à partir de 2 à 3 heures du matin, en même temps il remarqua qu'il urinait plus difficilement surtout pendant la nuit et souvent le jet se faisait attendre quelques instants.

Il prit quelques tisanes rafraîchissantes et alla tant bien que mal jusqu'au mois d'août dernier.

Les besoins d'uriner avaient lieu alors toutes les heures pendant la nuit, et si le malade s'était fatigué pendant le jour, c'est toutes les demi-heures qu'il était obligé de se lever, à peine les deux premières heures de sommeil n'étaient pas interrompues par les envies pressantes d'uriner.

C'est alors qu'il entra à l'hôpital.

Les mictions ont lieu toutes les deux heures le jour, toutes les heures pendant la seconde partie de la nuit. Elles sont indolentes, mais elles sont souvent précédées d'érections douloureuses.

Retard dans l'expulsion de l'urine. Le liquide est clair, limpide, il n'y a pas de polyurie. Pas d'albuminerie. Urine 1,700 grammes.

L'état général est satisfaisant; mais athérome généralisé, les radiales, les temporales sont de véritables tuyaux de pipes, la fémorale est large et dure, le cercle sénile est très accentué.

En présence de ces accidents et avant même d'avoir exploré le malade, M. Segond, comme nous, pose le diagnostic d'hypertrophie de la prostate.

A notre grand étonnement, nous ne constatons pas trace d'augmentation de volume de la glande, le parenchyme est peut-être un peu dur, mais il n'y a pas les caractères d'une hypertrophie.

Nous pensons alors qu'il s'agit peut-être d'un lobe médian de la protaste, l'exploration à boule n'en révèle point l'existence. Le cathéter métallique ne permet de reconnaître aucune altération de la vessie.

A la suite de ces explorations, le malade a souffert un peu en urinant.

Lavements tièdes, bains, régime léger.

Après trois jours de ce traitement, la miction devient un peu moins fréquente. La malade quitte l'hôpital le 12 septembre.

Il urine encore toutes les deux heures pendant la nuit.

Ici encore il s'agit d'un prostatique sans hypertrophie de la prostate.

En présence de ces faits, nous pensons qu'il y a lieu de créer une variété clinique spéciale sous le nom de *congestion prostatique sans hypertrophie.*

V. Si nous recherchons maintenant comment agissent les causes qui aggravent les troubles de la miction, nous verrons que là encore c'est par exagération de la réplétion vasculaire. Ces circonstances sont, comme nous l'avons vu, soit d'ordre local, soit d'ordre général.

La constipation, les excès sexuels, l'apparition d'un flux hémorrhoïdaire, entravent la déplétion des veines du petit bassin. Les excitations sexuelles ne consistent, en somme, qu'en phénomènes congestifs du côté de la verge et du périnée antérieur. Le flux hémorrhoïdaire s'adresse plus particulièrement aux vaisseaux du périnée postérieur et de l'anus; il en est de même dans la constipation, les recherches de Duret (1) l'ont prouvé. Dans les deux cas, il y a dilatation des vaisseaux voisins de la prostate, rien d'étonnant dès lors à ce que les plexus prostatiques soient le siège des mêmes phénomènes. Les connexions vasculaires de la prostate, de la verge et de l'anus sont trop étroites pour qu'il en soit autrement.

Le retard dans l'accomplissement de la miction est souvent suivi de difficultés considérables à vider la vessie. L'interprétation de ce fait a été très discutée. Les uns ont admis dans ces cas une paralysie des fibres musculaires de la vessie, d'autres ont vu là un spasme uréthral.

Dans ces cas de simple dysurie, au début de l'affection, l'observation prouve qu'il n'y a point paralysie du réservoir vésical, puisque, sous l'influence de la contraction de ces parois, l'urine s'écoule librement. D'autre part, l'exploration du canal permet de constater qu'il n'y a point de spasme de l'urèthre. Une sonde molle passe librement jusqu'à l'obstacle prostatique, c'est donc bien là que siège la cause de la rétention. La prostate a donc subitement

(1) Duret. *Arch. gén. de méd.* Décembre 1779 et janvier 1880.

augmenté de volume et cette augmentation ne peut avoir eu lieu que par inflammation ou congestion; or, l'inflammation n'existe pas, le toucher rectal le prouve, c'est donc à une congestion que ces faits peuvent se rapporter. Nous avons vu combien la vessie était sensible à la distension et nous savons également que cette distension amène une réplétion des plexus prostatiques; on comprend ainsi que le retard de la miction détermine des accidents semblables.

M. Guyon nous a communiqué à ce propos une observation qui a toute la valeur d'une expérience :

Un prostatique avait été lithotritié pour un calcul phosphatique consécutif à une stagnation de l'urine. Depuis l'opération le malade se sondait toutes les deux heures, l'urine était parfaitement claire, il n'y avait aucun accident. Le 16 décembre, M. X..., devant recevoir la visite de M. Guyon à quatre heures du soir, refuse de se sonder à l'intervalle habituel. Le dernier sondage avait eu lieu à midi; vers deux heures, les sollicitations vésicales devinrent pressantes, le malade résista d'abord facilement; vers trois heures, les douleurs devenaient très vives, le patient voulut résister encore; enfin, à quatre heures, l'envie d'uriner était devenue intolérable. C'est sur ces entrefaites qu'arrive M. Guyon.

Le professeur fait l'évacuation, mais le passage de la sonde, qui était d'ordinaire extrêmement facile, fut assez pénible et force fut d'employer la manœuvre de la sonde bicoudée. D'ailleurs cette introduction eut lieu sans aucun déploiement de force. L'obstacle protastique franchi, l'urine s'écoula d'abord claire, puis rosée, puis sanguinolente et enfin ce fut du sang pur qui fut évacué. L'hémorrhagie s'arrêta; M. Guyon laissa la sonde à demeure et, pendant quarante-huit heures encore, les urines restèrent sanguinolentes et rosées, puis tout rentra dans l'ordre.

Voici donc un prostatique qui, sous l'influence d'une simple retenue d'urine, eut une congestion vésicale et prostatique si intense qu'elle détermina et l'oblitération partielle du canal de l'urèthre par hypertrophie concentrique et une hémorrhagie intra-vésicale qui dura deux jours. Le malade était parfaitement bien avant cette retenue volontaire d'urine ; aucun autre accident n'est survenu, seule la rétention peut être incriminée. Quant aux causes générales, excès de régime, refroidissement, ce sont là des causes qui agissent directement sur l'élément vasculaire. Les excès de boissons, forçant la vessie à se contracter trop souvent, l'irritent et provoquent ainsi la réplétion de ses vaisseaux. Les refroidissements amènent une congestion viscérale violente. Ce sont là des faits absolument communs.

En résumé, si nous voulons jeter un coup d'œil rétrospectif sur tous ces symptômes du début de l'hypertrophie prostatique, symptômes dynamiques, comme les appelle M. Guyon, nous voyons qu'ils sont tous sous la dépendance directe des phénomènes vasculaires : ce sont des accidents congestifs.

VI. Maintenant, pourquoi ces phénomènes accompagnent-ils l'hypertrophie prostatique? Pourquoi ne se manifestent-ils point chez tous les vieillards en dehors même de cette hypertrophie, alors que, chez eux, les plexus prostatiques sont si développés? Nous ne pouvons sur ce point que faire des hypothèses par analogie.

Les prostatiques sont, en grande majorité, des athéromateux (thèse de Launois 1885). Chez ces malades la circulation se fait difficilement, la vis a tergo agit à son minimum sur la circulation veineuse, et dès lors la stase augmente dans les parties déclives. Le sang circule difficilement dans les plexus prostatiques, a fortiori, chez les athéromateux, ces plexus sont-ils en imminence d'engorgement. Qu'il survienne la moindre perturbation circulatoire, et la réplétion exagérée s'établira.

Une seconde interprétation peut s'appliquer à ces phénomènes.

Le parallèle de l'utérus et de la prostate au point de vue embryologique, anatomique et histologique a été le sujet de nombreux écrits. Au point de vue pathologique, la comparaison entre l'hypertrophie prostatique et les myômes utérins a fait l'objet de brillants plaidoyers et Thompson a consacré un long chapitre à cette étude (Thompson, *Leçons cliniques*, p. 398).

Toutefois, il est un point qui semble avoir échappé au professeur d'University collège, c'est celui qui a trait aux phénomènes réflexes. Tout préoccupé de la question de pathogénie et d'anatomie pathologique, Thompson a laissé de côté le parallèle clinique des deux affections.

Elles sont bien disparates au premier abord, elles ont cependant quelques points communs.

La présence de fibromes dans l'épaisseur du parenchyme utérin détermine des métrorrhagies abondantes. Il n'existe point alors d'ulcérations, pas plus à la surface de la muqueuse utérine qu'au niveau du néoplasme ; c'est donc par irritation réflexe que la tumeur interstitielle provoque un raptus congestif et une hémorrhagie consécutive. La présence de fibromes dans le parenchyme prostatique sans ulcérations de la muqueuse ni des fibromes peut déterminer également un flux congestif vers la prostate et la vessie. Le néoplasme dans la prostate comme dans l'utérus est le point de départ, l'épine excitatrice qui pourra à elle seule provoquer le réflexe hémorrhagique.

Dans l'utérus, c'est au moment des règles que se manifesteront les métrorrhagies, l'irritation provoquée par la présence de la tumeur a ajouté ses effets à la congestion physiologique. Dans la prostate il n'y a point de congestion physiologique proprement dite, mais qu'une condition étrangère amène une stase dans les vaisseaux du petit bassin, le fibrome prostatique y ajoutera son action et déterminera des accidents congestifs qui pourront aller jusqu'à l'hémorrhagie ; il y aura hématurie, comme tout à l'heure il y a eu métrorrhagie. Le processus est le même.

Ce n'est pas là une vue de l'esprit, et nous rapportons plus loin au chapitre des hématuries des faits qui prouvent combien abondante peut être une hémorrhagie prostatique et cela sans qu'il y ait ulcération de la muqueuse du canal ou de la vessie.

La situation même de cette glande donne aux conséquences de ces accidents une physionomie toute particulière. Sous l'influence de l'augmentation de volume de l'organe, le canal de l'urèthre est modifié dans ses diamètres, la glande peut alors étrangler le canal au point d'obstruer complètement sa lumière.

L'existence de cet état congestif est démontrée par nombre de faits, d'abord par les hématuries qui accompagnent fréquemment l'hypertrophie prostatique, puis par le gonflement considérable de la glande qui cède ultérieurement à des moyens appropriés.

DEUXIÈME PÉRIODE. — L'hypertrophie prostatique, telle que nous venons de la présenter, n'a déterminé que des accidents qui portent sur la fréquence des mictions et sur la difficulté d'émettre l'urine.

Nous allons voir maintenant l'hypertrophie provoquer un obstacle à l'émission totale de l'urine.

Jusqu'alors le prostatique vidait sa vessie, maintenant l'urine va stagner dans le bas-fond vésical, le relief prostatique formera un obstacle à l'émission de l'urine, la période des symptômes mécaniques va commencer. C'est-à-dire que la rétention sera complète ou incomplète, avec ou sans distension vésicale.

L'apparition d'un nouvel accident, stagnation de l'urine, va modifier complètement l'ensemble symptomatique, la congestion paraît mise au second plan. La miction a lieu à intervalles fixes, sans accalmie. Toutes les heures ou toutes les deux heures, le patient urine. Il n'urine plus avec difficulté, le liquide arrive au contraire rapidement au méat et presque sans que le patient en ait conscience, l'envie n'est point impérieuse. Mais ce n'est pas encore là l'incontinence vraie, le malade ressent l'envie d'uriner, il a conscience du liquide qui traverse le canal. En même temps se manifeste une polyurie qui atteint généralement à deux ou trois litres, polyurie qui s'accentue la nuit, comme la fréquence des mictions s'accentuait dans la première période.

Et cependant si on sonde le malade après une de ces mictions fréquentes et régulières, on constate que la vessie contient quelques centilitres d'urine. Si bien que M. Guyon a pu dire : « Tout malade qui urine plus souvent et plus abondamment ne vide pas sa vessie. »

Ces changements survenus dans la façon dont la miction s'opère n'ont rien à voir avec les phénomènes vasculaires, c'est l'hypertrophie qui produit la stagnation et c'est cette stagnation qui provoque les besoins fréquents.

Mais pour ce qui est de la polyurie et de la détermination nocture de ce phénomène, c'est dans un processus congestif qu'il faut en rechercher l'origine.

Nous avons vu au chapitre congestion rénale quelle liaison intime existe entre la distension de la vessie et la congestion rénale, nous avons insisté à ce moment sur le diagnostic différentiel de la néphrite interstitielle et de la polyurie d'origine vésicale, nous n'avons pas besoin d'y revenir. Nous devons seulement faire remarquer ce fait. Le prostatique qui ne vide pas sa vessie est, par ce fait même, polyurique, c'est-à-dire que son rein est en état continuel de congestion. Dès lors, l'indication est nette, il faut supprimer la polyurie, c'est-à-dire la congestion rénale.

Mais si la congestion joue un rôle secondaire à cette période de l'hypertrophie, nous allons la voir apparaître au premier rang dans la pathogénie de ses complications.

COMPLICATIONS DE L'HYPERTROPHIE PROSTATIQUE.

ROLE DE LA CONGESTION.

Rétention complète. — De tous les accidents qui surviennent chez les prostatiques, le plus important par sa fréquence et par sa gravité, c'est la RÉTENTION COMPLÈTE ET AIGUE DE L'URINE. Il est peu de malades non traités qui n'aient eu à en supporter les atteintes et ceux qui en sont frappés y trouvent souvent la mort. C'est l'accident véritablement dramatique de cette maladie et c'est un drame d'autant plus émouvant que son action est prompte et son dénouement souvent fatal. Nous devons donc rechercher quel sera ici le rôle de la congestion.

La rétention complète chez les prostatiques survient à une époque indéterminée de la maladie, elle peut même constituer le premier symptôme, mais toujours dans ces cas on relève dans les antécédents du malade des troubles de la miction, qui datent souvent de loin, mais qui n'étaient pas assez graves pour inquiéter le patient. Tantôt ce ne sont que des phénomènes congestifs au début, tantôt la rétention complète a fait suite à une stagnation de l'urine.

Quoi qu'il en soit, les causes occasionnelles de cette rétention sont nombreuses : les unes sont d'ordre général : à la suite d'un excès de table ou après une fatigue avec un refroidissement, le malade essaie d'uriner, il ne peut y parvenir. Les autres prennent origine dans l'appareil vésical lui-même. C'est ainsi qu'après un excès sexuel ou encore après une retenue volontaire et prolongée d'urine (M. Guyon, clin. du 21 décembre 1884), après un cathétérisme pratiqué un peu brusquement, la rétention s'établit.

En somme, ce sont les mêmes causes qui tout à l'heure aggravaient les symptômes congestifs de notre prostatique à la première période. Cependant nous citons plus loin un fait intéressant où la cause de la rétention a été plus éloignée.

Un prostatique à la première période, reconnu et traité comme tel depuis longtemps, *fait une chute légère sur l'épaule*, il est pris d'une rétention d'urine absolue ; on essaie de le sonder et on ne peut y parvenir, et, bien que le cathétérisme fût bien conduit, une uréthrorrhagie extrêmement abondante eut lieu. C'est là une cause réflexe bien éloignée, mais qui s'explique facilement. La prostate constituait un lien de moindre résistance, elle était en état congestif, sous la moindre influence cet état s'est accentué et a provoqué la rétention absolue.

Quelle qu'en soit la cause, sous l'influence de la rétention, la vessie se distend. La distension vésicale a beau s'accentuer, la rétention reste absolue et alors deux faits peuvent se passer : ou bien la compression du liquide intravésical finit par surmonter l'obstacle et le malade urine par regorgement, la situation est sauvée, ou bien, et c'est malheureusement le cas le plus fréquent, l'obstacle reste invincible et le malade succombe, soit au milieu d'accidents urémiques, soit exceptionnellement après une rupture de la vessie.

Le tableau est moins sombre si une intervention judicieuse vient mettre un terme aux accidents, si un cathétérisme habilement conduit donne issue au liquide. Dans ce cas, les accidents sont conjurés pour l'instant, mais ce n'est qu'après de longues semaines que la vessie recouvrera sa contractilité, souvent même c'en est fait du muscle vésical depuis longtemps fatigué, le malade est voué pour le reste de ses jours à l'évacuation artificielle de l'urine par le cathétérisme.

Cette rétention, si terrible pour le présent et pour l'avenir, reconnaît pour cause dans le plus grand nombre des cas, une congestion de la prostate.

Le fait est loin d'être admis par tous les auteurs. Un grand nombre de chirurgiens attribuent cet accident à un spasme uréthral (Thèse de Guibal, ag., Paris, 1880).

Nous n'avons pas l'intention de nier ici l'existence du spasme de l'urèthre, nous avons eu trop souvent l'occasion de constater son existence bien réelle. Nos maîtres MM. Verneuil et Guyon ont appelé trop de fois notre attention sur ce phénomène et sur ses conséquences, pour que nous contestions le rôle considérable qu'il joue dans les maladies de l'appareil urinaire. Une lésion quelconque des voies de l'urine, depuis les reins jusqu'au méat, peut provoquer par réflexe un spasme uréthral. Cette contracture musculaire est d'un diagnostic généralement facile. C'est son siège qui en décèle la nature. Ce spasme ne peut en effet se rencontrer qu'en un point où le canal soit doublé d'un muscle puissant capable de mettre obstacle au passage de l'urine. Le seul point de l'urèthre capable de contracture, c'est la portion membraneuse.

Dès lors nous sommes en possession d'un moyen de diagnostic très simple. Nous pourrons attribuer au spasme ce qui lui revient et en distraire les accidents qui ne lui sont point imputables : Tout obstacle siégeant en dehors de la partie musculeuse n'est point dû au spasme uréthral.

Nous pouvons appliquer ces données à la recherche de la nature de l'obstacle chez les prostatiques.

Dans tous les cas de rétention que nous avons explorés, c'est au niveau de la prostate que la bougie à boule était arrêtée. L'explorateur faisait nettement sentir le ressaut normal de la portion membraneuse, mais il buttait sur la pointe de la prostate et nous donnait la preuve directe que c'est à ce niveau que siégeait l'obstacle à l'émission de l'urine. Étant ainsi démontré que la glande est bien le corps du délit, c'est dans ses éléments que nous devons chercher la cause de la rétention et non dans un spasme de la région musculeuse.

Cette barrière s'établit subitement et disparaît de même, il ne peut donc être question de néoformation d'éléments. Deux appareils sont seuls susceptibles d'agir aussi rapidement, ce sont les muscles et les vaisseaux. Or il ne peut être question ici de sphincter musculaire. C'est donc dans la vascularisation de l'organe qu'il faut chercher la source des accidents.

Ce que l'anatomie et la logique nous font prévoir, la clinique le confirme :

1° Les causes occasionnelles de la rétention ont toutes un même but, la congestion.

Nous avons développé le fait au début de ce présent chapitre; nous ajouterons simplement que ces causes peuvent non seulement provoquer une réplétion vasculaire, mais elles peuvent aller au delà et déterminer une inflammation vésicale, une cystite. Il suffit pour s'en convaincre de se reporter à la thèse de Hache. (Des cystites, Paris, 1884.)

2° Un autre ordre de preuves nous est fourni par l'abondance et la fréquence des hématuries qui surviennent spontanément ou accompagnent la moindre lésion de la prostate chez les rétentionnistes. Nous en rapportons plusieurs exemples au chapitre suivant.

3° La preuve directe de la congestion prostatique comme cause de rétention existe ; elle nous est fournie par l'examen direct de l'organe. Le toucher rectal permet d'apprécier exactement et le volume et la consistance de la prostate et le doigt peut ainsi suivre les modifications qui ont lieu au côté de la glande.

Si l'on pratique cet examen au moment de la rétention et dès le début de cette rétention, puis si l'on exécute la même exploration alors qu'un traitement approprié a mis un terme aux accidents, on est frappé de la différence de volume de l'organe.

Dès les premiers accidents de rétention, on trouve une prostate volumineuse, dure et tendue. Après quelques jours de traitement, la glande a perdu jusqu'au quart, ou au tiers de son volume primitif. En même temps, elle est devenue moins tendue et moins dure. Un changement aussi rapide dans le volume de l'organe, coïncidant avec la disparition des phénomènes de rétention, est un témoignage direct du rôle que jouent les vaisseaux dans la pathogénie des accidents.

Nous pourrions citer de nombreux faits où cette constatation a été très nette, l'observation de la page 61 en est un exemple; pour ne point surcharger cette description, nous prenons le suivant parmi les plus typiques :

Guill. (Eloi), 51 ans, employé au chemin de fer du Nord, entre le 9 juillet 1884, salle Saint-Vincent, n° 23, pour se faire soigner d'une rétention complète d'urine.

C'est un homme grand et vigoureux dont les antécédents urinaires remontent à plusieurs mois. N'ayant jamais eu ni blennhorrhagie, ni syphilis, n'ayant fait ni excès sexuels, ni excès de boisson, il était dès l'âge de 25 ans d'un embonpoint remarquable.

Comme agent de la Compagnie du Nord, il faisait chaque semaine plusieurs centaines de lieues en wagon de première.

Il y a dix-huit mois, il commença à uriner souvent et la miction nécessitait des efforts assez pénibles, surtout quand le malade voyageait.

Notre homme prit abondamment des tisanes diurétiques, les accidents ne s'en accentuèrent pas moins et en février les urines, jusqu'alors claires, devinrent troubles et épaisses, la miction fut douloureuse, se répétant tous les quarts d'heure.

Au mois de juin la rétention étant presque complète, un médecin pratiqua le cathétérisme et retira une urine trouble abandonnant un épais dépôt au fond du vase.

Le malade dut suspendre ses voyages, les difficultés de la miction s'accentuaient, il entra à l'hôpital le 9 juillet.

Il est pâle, jaunâtre, amaigri, la langue est sèche, la soif vive, les élancements dans la verge et le périnée sont incessants; la température s'élève à 39 degrés. L'exploration abdominale montre une vessie remontant jusqu'à l'ombilic. L'exploration de l'urèthre est négative, on est arrêté au niveau de la prostate.

Par le toucher rectal on trouve une prostate énorme dont l'index ne fait qu'effleurer la base ; son centre est très dur; sa périphérie est tendue, mais moins résistante que la partie centrale. On porte le diagnostic hypertrophie protastique avec rétention.

Le cathétérisme, pratiqué séance tenante avec une sonde n° 16, laisse écouler un litre d'urine grisâtre, ayant une odeur infecte; on injecte 200 grammes d'acide borique.

Le lendemain on évacue complètement et on lave à l'eau boriquée. Les lavages sont ainsi continués, on essaye de l'eau oxygénée en lavage, on n'obtient aucun résultat et on revient à l'acide borique jusqu'au 5 août.

Sous l'influence du traitement, la fièvre a disparu, la langue est humide, l'appétit est revenu, le malade a repris bonne mine.

L'exploration rectale alors pratiquée fait constater une diminution notable de la prostate; la partie périphérique surtout est distendue, elle ne présente plus la rénitence des premiers jours.

On commence le 5 août des instillations de nitrate d'argent au 50e (15 gouttes à vessie vide). L'urine devient claire, il n'y a plus de douleur et, le 1er septembre, le malade en voie de guérison reprend son travail. On lui recommande de se cathétériser à chaque fois qu'il a envie d'uriner.

Il vient se faire instiller tous les deux jours à l'hôpital jusqu'au 9, puis se contente de faire quelques lavages boriqués et de se sonder.

A la date du 25 novembre, il se sondait 4 ou 5 fois par vingt-quatre heures. Le 29 novembre il vient à l'hôpital Necker où nous pouvons de nouveau explorer sa prostate. Elle a considérablement diminué de volume, on peut *estimer à la moitié cette diminution;* toute la portion périphérique est souple et on ne trouve plus au centre que le noyau dur du début qui n'est qu'une prostate un peu volumineuse.

Le malade a repris ses forces, son appétit et son embonpoint.

Nous avons tenu, dans le cas présent, à donner la relation du toucher prostatique, dès les premiers temps de la rétention, alors que la vessie n'est point trop dilatée et ne comprime pas encore les plexus veineux.

Lorsque la rétention date de plusieurs jours, l'examen n'a plus la même valeur, l'augmentation de volume de l'organe peut être sous la dépendance de la rétention, car les veines prostatiques, comprimées par le globe vésical distendu, deviennent alors turgescentes et augmentent d'autant le volume de la glande.

Quant au mécanisme de la rétention, il s'explique facilement. Les deux lobes prostatiques, véritables amygdales limitant un défilé étroit et tortueux, ont subitement augmenté de volume; ils se sont rapprochés et ont oblitéré la lumière du canal.

De ces faits, nous concluons : *la rétention complète et aiguë d'urine chez les prostatiques est généralement sous la dépendance d'une congestion de la prostate.*

Le fait paraît bien minime et il peut sembler que la conclusion ne mérite vraiment pas un si long exposé. Nous espérons, au chapitre thérapeutique, prouver qu'il en est autrement, et que tout petit que soit le fait, il est gros de conséquences. D'ailleurs, n'en est-il pas de même de tout ce qui a trait à l'étiologie.

Hématurie. — C'est après la rétention une des complications les plus fréquentes de l'hypertrophie prostatique.

Ces hématuries peuvent se présenter à une époque quelconque de la maladie, toutefois elles sont rares pendant la première période, elles apparaissent plus souvent dans la seconde alors que la vessie ne se vide plus, elles sont très fréquentes, lorsque le malade a de l'incontinence d'urine.

Le pissement de sang peut succéder à un cathétérisme même très prudemment conduit, il peut également se manifester spontanément comme expression de l'état congestif de la vessie.

I. Lorsque l'hématurie succède à un cathétérisme, deux cas peuvent se présenter : ou bien elle est le fait d'une lésion traumatique, d'une éraillure, d'une rupture de la muqueuse provoquée par l'instrument, ou bien elle a lieu sans que l'instrument ait blessé le canal. Dans le premier cas, l'hémorrhagie est remarquable par son abondance et sa persistance. Et ces deux caractères du pissement de sang suffiraient à établir le fait congestion, car il n'y a souvent aucune proportion à établir entre la lésion si minime de la muqueuse et la quantité de sang qui s'est écoulé.

Voici, par exemple, un fait où la lésion a été minime et dans lequel l'hématurie a persisté dix jours.

Joan... (Pierre), 78 ans, ferblantier, entre salle Saint-Vincent le 18 septembre 1884, pour une rétention d'urine.

C'est un vieillard assez maigre, mais nullement cachectique, il a eu dans sa jeunesse (1872) deux blennorrhagies qui ont bien guéri.

Les troubles urinaires dont il se plaint ont débuté en 1873 par des besoins fréquents d'uriner pendant la nuit, besoins qui deviennent plus fréquents encore chaque fois que le malade faisait un excès quelconque.

En octobre 1873, il fut pris après un refroidissement d'une rétention complète. Il fut amené à la Pitié où on le sonda, depuis cette époque (douze ans) il s'est toujours cathétérisé trois fois le jour, trois fois la nuit. En somme il s'est passé 30,660 fois la sonde dans le canal sans avoir jamais eu aucun accident. Les urines ont toujours été claires et le cathétérisme n'a jamais été douloureux.

Il y a douze jours, le sondage est un peu plus difficile. Joan... met un mandrin dans la sonde, le mandrin perfore l'instrument, notre homme ressent une petite douleur dans le canal, il retire de suite l'instrument, un peu de sang s'écoule par l'urèthre. Quelques heures après, le malade était sondé assez facilement, mais le liquide était sanguinolent et pendant toute la durée du sondage, il avait la même teinte rosée. Les sondages suivants ramenèrent de même une urine sanguinolente. Pendant deux jours, l'uréthrorrhagie persista et pendant dix jours le liquide retiré par la sonde était un mélange intime de sang et d'urine.

Peu à peu la sonde en caoutchouc passa plus difficilement et le 18 septembre il ne put passer l'instrument et entra à l'hôpital.

La rétention date de dix-huit heures. L'explorateur est arrêté au niveau de la prostate, il ne ramène pas de sang.

La vessie remonte au-dessous de l'ombilic, la face est pâle, terreuse, la langue sèche, sans fièvre,

Le toucher rectal fait constater une prostate énorme, dont on ne peut atteindre la base ; elle est dure, lisse, régulière, elle remplit une partie de l'excavation pelvienne.

Une sonde bicoudée donne écoulement à un litre et demi d'urine fétide, contenant une grande quantité de caillots.

Le soir même un nouveau cathétérisme est pratiqué, l'urine est un magma de sang pur et de caillots. Lavages boriqués, lavements tièdes.

Le lendemain matin, l'urine est encore noire et fétide et pendant cinq jours la sonde, qui passe facilement, ramène un liquide sanguinolent, puis, sous l'influence des lavages boriqués, l'urine reprend sa couleur normale et sa fétidité disparaît.

A part une orchite droite par cathétérisme, tout semblait terminé le 20 octobre.

Le toucher rectal alors pratiqué faisait constater une prostate moins volumineuse, moins dure surtout au niveau de ses bords.

Le 2 novembre, le patient était en bon état, les sondages s'effectuaient facilement et régulièrement toutes les trois heures, les urines étaient claires. Pendant six heures, notre homme resta près de son lit sans se sonder, bien qu'il en ait ressenti le besoin. Il voulut alors pratiquer le cathétérisme, il lui fut impossible de passer dans la vessie, il ne fit pas d'efforts, mais essaya de nouveau quelques heures après, il put introduire l'instrument, mais cela lui fut difficile, la sonde étant serrée dans le canal.

Une uréthrorrhagie eut lieu et persista toute la journée. Le lendemain matin elle diminuait et le lendemain soir elle avait disparu. Puis tout rentra dans l'ordre jusqu'à la sortie du malade.

Voilà donc une série d'accidents déterminés par une simple piqûre du canal au niveau de la région prostatique, piqûre qui détermine une uréthrorrhagie pendant deux jours. Il est évident qu'une prostate saine, non congestionnée, ne donnerait pas lieu à une hémorrhagie aussi prolongée. Mais, fait intéressant, ce traumatisme tombant au voisinage d'une vessie, déjà congestionnée, provoque une rétention d'urine et une hématurie vraie qui persiste douze jours et est suivie d'une cystite intense. Avec le traitement approprié, la prostate diminue de volume; survient une nouvelle cause de congestion, une retenue volontaire de l'urine et de nouveau le cathétérisme devient difficile. Il s'agit donc ici d'un exemple d'uréthrorrhagie traumatique abondante et d'hématurie vésicale sans lésion de la muqueuse du réservoir urinaire.

Voici un autre exemple d'hématuries abondantes traumatiques et spontanées chez un malade que j'ai pu observer avec mon collègue Routier, chef de clinique à Necker :

M. G..., 68 ans, est un prostatique qui ne vide pas sa vessie depuis plusieurs années. Il est obligé, comme inspecteur d'une grande ligne de chemin de fer, de faire de longs voyages. En novembre 1882, après une retenue volontaire d'urine en vagon, il est pris d'une rétention complète d'urine. M. le Dr Périer le sonde assez facilement et, depuis ce jour, le malade ne peut uriner qu'avec la sonde rouge qu'il passait cinq fois le jour et à peu près autant la nuit. Il pouvait cependant vaquer à ses occupations.

En janvier 1884, M. G... est renversé par une voiture, il tombe sur l'épaule, le choc est assez violent pour amener une perte de connaissance; il n'y a ni luxation ni fracture, mais le malade ne peut plus se sonder et M. Périer trouve l'obstacle prostatique difficilement franchissable. Au bout de quelques jours, le canal reprend sa perméabilité habituelle et les sondages se font comme autrefois. Mais quelques jours plus tard le malade essaie de se sonder, la sonde rouge passe difficilement et une hématurie a lieu pendant quelques jours.

Cinq mois après, à la suite d'une course en voiture un peu prolongée, surviennent des douleurs, des épreintes, une hématurie assez abondante qui cesse spontanément. Enfin, au mois de novembre dernier, MM. Périer et Guyon constatent un calcul et proposent la lithotritie.

L'exploration n'est suivie d'aucun écoulement sanguin, mais, les jours suivants, les sondages sont plus fréquents : toutes les heures la nuit, toutes les deux heures le jour, et le 12 novembre M. G... est dans l'impossibilité absolue de se sonder. Une tentative qu'il a faite avec la sonde molle en caoutchouc rouge a provoqué une hémorrhagie extrêmement abondante, et quand M. Routier est appelé, il trouve le lit traversé par le sang.

M. Routier ne constate aucune fausse route, passe une grosse sonde molle qu'il laisse à demeure. *Malgré cela, l'hématurie persiste pendant huit jours*, après quoi la sonde à demeure est remplacée par le cathétérisme toutes les deux heures.

Les hématuries reparaissent et la sonde rouge donne écoulement à une grande quantité de sang au niveau de la prostate.

Enfin, l'écoulement sanguin s'arrête, et, le 24 novembre, M. Guyon fait la lithotritie ; le broiement est facile, l'aspiration ne provoque aucun écoulement sanguin, la vessie est complètement débarrassée.

Mais M. Guyon laisse une sonde à demeure dans la vessie, elle donne écoulement à du sang pur et, pendant toute la journée, l'urine est mélangée au sang, alors que pendant et après l'opération il ne s'est pas écoulé de sang.

Les jours suivants, on enlève la sonde ; le cathétérisme est facile, et, depuis cette époque, M. G... se sonde toutes les cinq heures le jour, toutes les trois heures la nuit ; il n'est survenu aucun accident et le malade est en bonne santé.

Voici un prostatique qui, sous l'influence d'une retenue volontaire d'urine en wagon, est pris d'une rétention complète, et jamais, depuis cette époque, le malade n'a pu uriner sans sonde. A la suite d'un traumatisme éloigné de la région urinaire, l'obstacle prostatique s'est modifié à tel point que le canal est obstrué, la sonde ne passe que difficilement. Plus tard, il est pris d'une hématurie spontanée qui persiste pendant plusieurs jours. Enfin, après une exploration méthodique et inoffensive, le malade ne peut plus se sonder, la tentative faite avec une sonde molle en caoutchouc rouge provoque une hématurie très abondante, elle persiste pendant dix jours alors qu'il n'y a eu ni fausse route, ni même traumatisme un peu violent du canal. De même pendant la lithotritie, il ne s'écoule pas de sang, et après l'opération, alors que la vessie est notoirement débarrassée de tout calcul, une sonde donne écoulement à du sang pur, écoulement qui persiste pendant plusieurs jours.

De semblables hémorrhagies, si abondantes et si persistantes, survenant spontanément ou à la suite de traumatismes insignifiants, ne peuvent s'expliquer que par l'état congestif de la région malade. C'est à des poussées de congestion du côté de la prostate que sont dues ces rétentions subites et complètes, comme en témoigne la difficulté du cathétérisme au niveau de cette région en pareil cas.

II. A côté de l'hématurie traumatique, nous devons placer

l'hématurie spontanée. Elle peut être aussi abondante et aussi grave que la précédente. Voici un fait que j'emprunte au *Boston medical* de 1881. Le malade qui en est l'objet a succombé à des hématuries successives, et l'autopsie n'a montré qu'une hypertrophie de la prostate.

Le nommé X..., âgé de 66 ans, de taille moyenne, pesant 150 livres, de mœurs régulières, a, jusqu'à l'an dernier, toujours joui d'une bonne santé. Depuis, a été nombre de fois sujet à de légères hématuries. Il urinait facilement et ne se plaignait que d'une petite douleur siégeant au périnée. Le 12 septembre, il se leva comme d'habitude en parfaite santé, mais aussitôt après déjeuner, fut pris d'une douleur subite et aiguë de la vessie et il lui fut impossible de la vider.

Le Dr Adler le vit très peu de temps après et le malade accusait déjà une forte douleur hypogastrique et était très abattu. Aspect blafard. Peau blême et froide. Pouls faible et fort. Un gonflement pyriforme bien accentué occupait la région hypogastrique, s'étendant au delà de l'ombilic.

On lui administra des stimulants et de la morphine et l'on pratiqua le cathétérisme qui donna une pinte (600 grammes) de sang pur, après quoi le sang venant à se coaguler et la sonde ayant été obstruée, une nouvelle sonde fut introduite, des injections d'eau tiède furent faites dans la vessie et une seconde pinte de sang noirâtre et coagulé fut obtenue. On tenta alors une injection aluminée, 20 grains (ou 1 gramme) par pinte, elle fut conservée.

Le malade fut mis alors au traitement interne d'essence de térébenthine.

Malgré tout, l'hémorrhagie continuant, de nouveaux cathétérismes furent nécessaires afin d'éviter la totale coagulation du sang.

La mort survint par épuisement le sixième jour, grâce aux fréquentes hémorrhagies.

Le diagnostic fait par les Drs Hunt et Adler fut : cancer du col de la vessie.

Autopsie. — Elle fut faite avec soin par le personnel de l'hôpital.

En incisant l'hypogastre, l'on vit la vessie très dilatée et contenant à peu près une pinte de sang coagulé. Ce sang fut retiré à la main au moyen d'une ouverture pratiquée au viscère.

Mais à ce moment le Dr Robert sentit près du col vésical, s'avançant dans l'intérieur de la vessie, une masse sous forme de poire, de la grosseur et de la forme d'un utérus adulte. Ceci, comme les membres de la Société le constatèrent, était évidemment l'un des lobes moyens de la prostate, très développé et recouvert d'une membrane muqueuse non altérée.

La paroi muqueuse de la vessie, souple et congestionnée, présentait en un point deux petites dépressions circulaires à bords très tranchés.

Ce que voyant, l'expertise ne fut pas poussée plus loin.

Les faits d'hématurie spontanée chez les prostatiques ne sont point rares, surtout quand ils sont soumis à des causes capables d'exagérer leur congestion; c'est ainsi que le premier cathétérisme, dans un cas de rétention, donne souvent écoulement à un liquide noirâtre contenant une grande quantité de sang. Plus souvent encore, c'est dans le cours de l'évacuation que l'hématurie se manifeste.

M. le professeur Guyon, dans sa clinique du 17 décembre, nous en signalait une observation. Un malade était atteint d'une rétention chronique d'urine avec distension. La vessie retenait 3 litres d'urine. M. Guyon, par le cathétérisme intermittent et progressif, avait amené la retenue à 600 gr., le malade fut pris alors d'hématuries abondantes et spontanées qui persistèrent pendant plusieurs jours.

Le pissement de sang ne peut être attribué, en pareil cas, à des causes mécaniques; le cathétérisme, ni la contraction vésicale ne peuvent être incriminés et ce sont des phénomènes dynamiques, des phénomènes congestifs qui seuls peuvent expliquer de pareils accidents.

Enfin, nous empruntons aux registres de la salle Civiale un fait de M. Segond, où l'examen anatomique a permis de constater *de visu* cet état congestif de la vessie.

. . . .

Lachat (Antoine), 72 ans, entré le 9 décembre 1879, salle Saint-Vincent.

Le malade est entré à l'hôpital avec une rétention d'urine complète datant de plus de 36 heures et survenue par le fait d'un refroidissement. On avait essayé le cathétérisme en ville, avec une sonde d'argent. Le canal avait saigné, mais l'instrument n'était pas entré dans la vessie.

Le malade souffrait, sa vessie considérablement distendue remontait jusqu'à l'ombilic. Son pouls était régulier, la température axillaire montait à 38°. La langue un peu sèche vers la pointe.

L'explorateur 22 parcourait librement le canal et le toucher rectal faisait percevoir une hypertrophie notable de la prostate. Le diagnostic était simple. Les troubles de la miction remontaient à plus de deux ans et depuis longtemps déjà le malade ne vidait certainement plus sa vessie.

Au début, le symptôme fréquence avait seul attiré l'attention du malade, il pissait 10 à 12 fois par jour et 10 à 15 fois la nuit. Peu après, les difficultés de la miction s'étaient montrées, elles apparaissaient toujours à la suite d'excès de boisson (le malade était d'ailleurs coutumier du fait). Depuis cinq ou six mois, les phénomènes de rétention s'étaient accusés davantage et plusieurs fois le cathétérisme avait été pratiqué en ville.

A l'aide d'une sonde à béquille, je retirai dès l'arrivée du malade, un litre d'urine (la moitié environ de ce que la sonde pouvait contenir). Cette urine, un peu foncée en couleur, légèrement fétide, n'était pas trouble et ne contenait pas de pus.

Notons ici l'extrême facilité du cathétérisme. La sonde à béquille volumineuse (n° 25), était pour ainsi dire trop à l'aise dans le canal. L'extrémité coudée de l'instrument se recourbait dès qu'on cessait de la diriger et venait attester un calibre uréthral exceptionnel.

10 décembre. Le cathétérisme fut renouvelé deux fois dans la journée, on prit encore le soin de ne pas vider complètement la vessie. L'urine offrait les mêmes caractères que la veille. Le malade se trouvait mieux. Temp. axill. 37°, et 38° le soir; on prescrivait une potion de quinquina. Il n'y avait pas de douleur rénale, la langue était beaucoup plus sèche que la veille.

Le 11. Au matin, on vida la vessie plus complètement que la veille. Le cathétérisme fut suivi de quelques douleurs vésicales affectant la forme de coliques légères. Le pouls offrait quelques intermittences. Temp. axill. 37°6.

Le soir du même jour l'état général du malade s'était considérablement aggravé. Les intermittences du pouls étaient plus accusées que le matin. Le malade répondait peu ou pas aux questions. Temp. axill. 38°. Le cathétérisme donna issue à de l'urine rouge foncé. L'hémorrhagie vésicale avait été assez abondante pour donner à l'urine la coloration du sang pur.

Le malade est mort dans la nuit.

Autopsie. — La vessie formait une tumeur ovoïde de 0^{m}20 de hauteur et 0^{m}19 de largeur. Elle contenait deux litres d'un liquide noir constitué par un mélange de sang et d'urine.

Les altérations de la muqueuse étaient caractéristiques.

Elle paraissait un peu épaissie, mollasse et comme ridée en certains points.

Sur toute son étendue, elle présentait une coloration noirâtre des plus accentuées. On se trouvait en présence d'une véritable ecchymose recouvrant toute la surface interne de la vessie.

Nous insistons beaucoup sur cette coloration dont les caractères ont été modifiés dès l'immersion dans le liquide conservateur. L'hypertrophie prostatique porte surtout sur les lobes latéraux.

En somme, la facilité avec laquelle se produit l'écoulement sanguin à la suite d'un léger traumatisme, prouve que chez les prostatiques, la glande est en état de réplétion vasculaire ; dans certains cas même cette congestion peut être assez intense pour provoquer une rupture vasculaire sans intervention d'un trauma quelconque ; c'est une véritable hématurie spontanée qui a lieu en pareil cas.

Cystite et néphrite. — A côté de la rétention complète et de l'hématurie, les deux complications les plus importantes de l'hypertrophie de la prostate sont la cystite et la néphrite.

Ces deux complications ne sont point sous la dépendance directe des vaisseaux, mais leur éclosion est favorisée par l'état vasculaire spécial que présentent le rein et la vessie des prostatiques. Les plexus veineux sont gorgés de sang, ils sont en état permanent de congestion passive, les hématuries, si abondantes et si faciles, en sont la preuve. Le rein lui-même présente une vascularisation exagérée, la polyurie en est le témoignage. Il existe donc un état de congestion permanent de toutes les voies urinaires, du rein jusqu'à la prostate. Tous les organes ainsi vascularisés sont constamment sous l'imminence d'accidents graves. Que dans ces conditions survienne une cause capable de provoquer un raptus congestif, un de ces faits dont nous avons parlé à propos de la rétention, de cet état congestif chronique va faire un état inflammatoire. Une cystite ou une néphrite vont éclater.

La vessie et le rein sont donc sous le coup d'une inflammation. Toutes les observations précédentes nous ont montré que les accidents congestifs, rétention et hématurie, s'accompagnaient presque fatalement de cystite. Mais, fait important, cette inflammation vésicale aura grande chance de ne point se limiter à la vessie. Tout l'appareil urinaire est congestionné, et l'inflammation allumée dans l'appareil urinaire inférieur va rapidement envahir la partie supérieure, une néphrite va éclater, néphrite s'adressant à un rein déjà malade et comme tel susceptible d'une suppuration rapide. C'est malheureusement ce qui arrive bien souvent en pareil cas.

Il existe là une corrélation entre les différents organes, prostate, vessie et rein, qui fait que l'un ne peut guère s'enflammer ou se congestionner sans que l'inflammation gagne les autres.

Le rapport pathologique intime de cette triade urinaire n'est pas dû à la continuité de tissu, car nous voyons à chaque instant des cystites blennorrhagiques se limiter pendant des années au col de la vessie sans jamais gagner le corps vésical ou le rein. Et il n'y a pas de raison pour qu'une cystite de rétention se propage plutôt au rein qu'une inflammation blennorrhagique. Il faut donc rechercher ailleurs que dans l'inflammation la pathogénie de ces accidents, et c'est dans l'état antécédent du parenchyme rénal que nous le trouvons.

Le rein normal des blennorrhagiques ne se laisse pas envahir par une inflammation. Si, au contraire, chez les prostatiques, les lésions évoluent si facilement dans les trois organes, c'est que tous trois sont tarés, qu'ils sont soumis à la même influence pathologique. Tous trois sont congestionnés, tous trois sont sous l'imminence d'une inflammation qui s'étendra presque fatalement de l'un à l'autre.

Cette concordance entre le processus pathologique de ces trois organes se voit à tout instant en clinique. Tel prostatique, bien portant en apparence, mais tourmenté depuis longtemps par de fréquentes et d'abondantes mictions, subit un refroidissement, il est pris de rétention complète avec distension. On le sonde méthodiquement; en quatre ou cinq jours la vessie est évacuée, l'urine est purulente dès le second jour, et tous les symptômes de la cystite éclatent, puis la langue devient sèche, la soif vive, l'appétit se perd, les reins deviennent douloureux, la température ne s'élève point, mais le malade tombe dans le coma et meurt au milieu d'accidents mal déterminés, tenant de l'urémie et de l'urinémie. L'autopsie révèle toutes les lésions d'une hypertrophie de la prostate avec cystite et néphrite suppurée.

En voici un exemple :

Lezerie (Pierre), mécanicien, âgé de 73 ans, entré dans le service de M. Guyon, salle Saint-Vincent, nº 2, le 30 décembre 1883.

Il s'agit d'un homme grand et fort qui, cependant, a beaucoup maigri depuis quelques années.

Les antécédents urinaires remontent à cinq ans. Il n'a jamais eu ni blennorrhagie, ni syphilis. Il y a cinq ans, il commença à ressentir de fréquents besoins d'uriner, chaque nuit il était obligé de se lever 4 ou 5 fois, tandis que la journée se passait sans fréquence exagérée de la miction. En même temps la quantité d'urine est augmentée, en une nuit le malade emplissait son vase d'urine. Indolence complète, aucun traitement. Il y a un mois, les troubles s'accentuèrent, notre homme était obligé de faire de violents efforts au commencement et à la fin de la miction. Le jet d'urine avait gardé son volume.

Il y a trois jours, le dimanche soir, après avoir bu quelque peu, le malade est pris de rétention complète.

Le lendemain matin, un médecin appelé pratique le cathétérisme avec la sonde métallique et donne écoulement à deux litres d'une urine noirâtre et contenant des caillots.

Après le cathétérisme, uréthrorrhagie ayant persisté plusieurs heures; pas de fièvre urineuse. Le lendemain nouveau cathétérisme et dans la soirée le malade est amené à l'hôpital.

Nous constatons une rétention complète; vessie remontant à l'ombilic. Langue sèche, facies terreux, pas d'appétit, constipation. Temp. 37°.

Le toucher rectal fait constater une hypertrophie considérable, mais égale des deux lobes latéraux de la prostate.

L'exploration du canal avec une sonde à olive fait constater un obstacle au cul-de-sac du bulbe.

Après l'exploration, uréthrorrhagie assez abondante. On diagnostique une fausse route sur la paroi inférieure de la région bulbeuse. On essaie le cathétérisme avec une sonde béquille. La sonde est arrêtée à 11 cent.

M. le professeur Guyon passe au moyen de sa manœuvre habituelle : sonde à double conduit avec mandrin, propulsion de la sonde et retrait du mandrin.

Evacuation de 400 grammes d'urine purulente ammoniacale et remplacement de l'urine par 120 grammes d'eau boriquée.

Deux fois par jour on évacue 800 grammes d'urine qu'on remplace par 200 grammes d'eau boriquée. L'état général ne se modifie pas.

Au sixième jour, on remplace la sonde à demeure par le cathétérisme intermittent.

Malgré les injections boriquées et l'évacuation incomplète de la vessie, l'état général s'aggrave.

Inappétence, soif vive, langue de perroquet, ventre ballonné, diarrhée, congestion pulmonaire aux deux bases, état semi-comateux.

Les urines deviennent très ammoniacales. Mort.

Autopsie. — Congestion à la base des deux poumons.

Cœur et cerveau sains.

Rein : Capsule adhérente. Surface granuleuse. A la coupe, vaisseaux gorgés de sang. Bassinets dilatés, pas d'abcès.

Les uretères ont leur volume normal.

La vessie est dilatée, ses parois sont épaisses, sa surface est couverte de petites granulations du volume d'un grain de mil, surtout sur le bas-fond (cystite).

Le canal de l'urèthre présente une fausse route au niveau du cul-de-sac du bulbe sur sa paroi inférieure et gauche.

La prostate a ses deux lobes latéraux du volume d'une grosse noix, faisant saillie au niveau du col.

Entre les deux lobes s'élève un relief sous forme de barre, d'environ 15 millim. de hauteur formant une saillie abrupte.

Comment expliquer une marche aussi rapide, un envahissement aussi subit, aussi irrémédiable sans les lésions latentes, mais déjà profondes de l'appareil urinaire. Heureusement les accidents ne sont pas toujours aussi graves et si le parenchyme rénal est sain, la congestion n'ira pas jusqu'à la néphrite suppurée. Après quelques accidents de fièvre veineuse, la maladie reprendra ses caractères de bénignité. Dans les cas même où le rein est altéré, l'accès congestif peut se limiter à la prostate et provoquer une rétention d'urine, ou gagner la vessie et donner lieu à une hématurie ou à une cystite sans que le processus ne gagne le rein.

TRAITEMENT.

Cette étude vient de nous montrer toute l'importance de la congestion chez les prostatiques ; il nous reste maintenant à déduire de notre théorie une thérapeutique efficace. Si cette façon d'envisager les accidents prostatiques est conforme aux faits, elle doit nous conduire à une thérapeutique rationnelle. Si cette thérapeutique est efficace, elle pourra à son tour nous servir d'argument en faveur de la théorie.

Etant donné que l'accident à redouter chez les prostatiques est la congestion, c'est à prévenir ou à combattre cet accident que l'on doit s'efforcer dans le traitement de cette affection.

Pour cela les moyens sont nombreux.

Dans la première période le malade ne présente que des accidents congestifs. C'est la stase des plexus prostatiques qu'il faut combattre et surtout qu'il faut empêcher de passer à l'inflammation.

Le premier précepte à mettre en vigueur à ce propos, c'est la non intervention active. Vouloir sonder le malade à cette époque, c'est aller au devant des accidents, c'est augmenter les chances de cystite en faisant passer cet état de congestion à l'état d'inflammation. Nous avons vu, en effet, comment un simple cathétérisme peut provoquer un raptus congestif. Malheureusement, le cathétérisme est souvent demandé par le malade et plus souvent encore il est proposé par le médecin.

C'est à la vérité par des soins hygiéniques que l'on remédie à ces premiers accidents.

Eviter toute cause de congestion vésicale, c'est-à-dire se garder des refroidissements et des fatigues exagérées, des excès de boissons et des excès sexuels.

Il est une autre précaution qu'il faut recommander au patient, le malade ne doit jamais se retenir d'uriner. Il doit obéir aux premières sollicitations de sa vessie sous peine de voir l'état congestif de la première période provoquer de la rétention.

A ces simples précautions, qui ne font qu'enrayer les accidents sans les guérir, il faut ajouter un traitement général qui soulage beaucoup les prostatiques. Une alimentation légère, un exercice modéré, mais fréquemment répété, les frictions sèches et enfin quelques grammes d'iodure de potassium facilitent la circulation.

Au point de vue local, on doit chercher à diminuer la stase, et, pour cela, la première indication à remplir, c'est de supprimer tout obstacle à la circulation veineuse. La constipation exerce, à ce point de vue, une influence considérable sur les plexus prostatiques, aussi doit-on maintenir le rectum des prostatiques en état de vacuité. Toutefois, les moyens d'y parvenir doivent être choisis, on ne doit employer ni préparations d'aloès, ni drastiques qui congestionnent le rectum. Au contraire, c'est aux laxatifs légers, magnésie, rhubarbe, qu'il faut s'adresser. Les lavements peuvent être employés à deux fins, d'abord pour débarrasser le rectum, c'est un excellent moyen qui, répété matin et soir, diminue notablement le nombre des mictions. On les a également employés froids pour donner une certaine tonicité aux parois vasculaires en provoquant une contraction. Ce moyen peut donner de bons résultats, mais nous ne devons pas oublier que la vessie est en imminence d'inflammation. On sait qu'un refroidissement local provoque à sa suite une congestion plus intense. C'est pourquoi cette médication ne doit être employée qu'avec réserve. M. Guyon nous a dit avoir vu plusieurs fois des cystites succéder à des irrigations de ce genre. Aussi le professeur prescrit-il les lavements tièdes. Plus récemment M. Reclus (1) a obtenu de bons résultats des lavements très chauds et très prolongés.

Grâce à cette thérapeutique fort simple et qui a pour but la diminution des phénomènes congestifs, l'état des prostatiques à la première période se trouve fort amélioré.

Mais si le malade se *présente à la deuxième période*, s'il ne vide plus sa vessie, si l'urine stagne dans le bas-fond, les indications sont bien différentes. La distension vésicale entretient la congestion de la vessie et du rein, elle doit être combattue. Le cathétérisme qui, tout à l'heure, était inutile et dangereux, devient ici le moyen par excellence, la base même du traitement. Il faut évacuer l'urine qui stagne et pour cela, l'emploi de la sonde doit être répété plus ou moins souvent suivant les cas.

Si la vessie *n'est pas distendue*, si elle est indolente, un sondage matin et soir la mettra à sec et parera à tout accident. Mais si des phénomènes douloureux se manifestent et s'ils sont soulagés par l'évacuation du réservoir, le cathétérisme doit être répété aussi souvent que les douleurs se

(1) Communication orale.

renouvellent ; la douleur est alors le symptôme de la distension, distension qui, même très faible, n'est pas tolérée par la vessie hyperexcitable.

La *stagnation s'accompagne-t-elle de distension,* alors surtout la vessie doit être vidée de son contenu, mais cela, d'une façon spéciale que M. Guyon a déjà étudiée et que je dois expliquer ici ; car elle est commandée tout entière par l'idée de réplétion vasculaire (Thèse de Jean, 1879).

Lorsque l'on évacue complètement et d'un seul coup une vessie chroniquement distendue, on est frappé du fait suivant : l'urine s'écoule d'abord claire, puis rosée, sanguinolente à mesure que la vessie se vide et enfin du sang pur s'écoule à la fin de l'évacuation. C'est là un fait commun et nombre de malades, sondés avant leur entrée à l'hôpital, rendent parfaitement compte de ces accidents. Les jours suivants, l'urine, qui jusqu'alors était claire, devient sanguinolente, trouble et bientôt purulente, une cystite s'est déclarée.

Frappé de ces phénomènes et guidé par la notion de congestion chronique des prostatiques, M. Guyon en rechercha la cause dans une exagération de ces phénomènes congestifs. La vessie distendue chroniquement, congestionnée, gorgée de sang, trouve un appui dans la masse liquide qu'elle renferme ; si l'on vient à faire disparaître complètement cette contre-pression, les parois flasques de la vessie laissent transsuder le sang des vaisseaux de la muqueuse; les capillaires remplis de sang éclatent, l'hématurie en est le témoignage. Il se fait, en somme dans la vessie une véritable congestion *ex vacuo*, analogue à celle des poumons après une thoracentèse radicale. Les vaisseaux, privés subitement de leur contre-pression interne et soumis à un raptus congestif, se rompent et la dilation vasculaire fait place à une inflammation.

C'est pour obvier à cet inconvénient que M. Guyon a posé la formule : vider progressivement et antiseptiquement la vessie. Vider progressivement, c'est-à-dire ne soustraire à la vessie qu'une partie de son contenu à chaque cathétérisme, 12 à 1500 gr. par exemple. Vider antiseptiquement, c'est-à-dire remplacer le quart du liquide enlevé par une solution boriquée à 4 0/0, afin d'empêcher la fermentation intravésicale.

Grâce à cette méthode, basée tout entière sur l'idée de congestion, la vessie peut être mise à sec après cinq à dix jours de cathétérisme, suivant son degré de distension, et les complications hématurie et cystite sont bien moins à craindre.

Telle est la conduite à tenir chez les prostatiques de la deuxième période ; elle doit être également mise en pratique quand l'incontinence a fait place à la rétention. En résumé, c'est au cathétérisme méthodique qu'il faut avoir recours et les résultats ainsi obtenus sont excellents. Des malades peuvent ainsi vivre des dizaines d'années, n'urinant que par la sonde. Tel cet homme dont nous parlons plus haut et qui s'est sondé plus de 30,000 fois, sans avoir jamais eu d'accidents. Mais ce sont là des faits trop communs pour que nous les multipliions ici.

Cependant un certain nombre de COMPLICATIONS peuvent survenir chez les prostatiques et nous avons vu quel rôle considérable jouait à leur égard l'appareil vasculaire. La rétention complète de l'urine, les hématuries, la cystite et la néphrite sont des accidents fréquents dans l'hypertrophie de la prostate et dans chacun de ces phénomènes, la congestion entre pour une grande part ; voyons quel traitement on devra leur opposer.

La *rétention complète de l'urine* réclame une évacuation totale ou partielle, suivant le degré de distension de la vessie. Cette évacuation doit être immédiate ou à brève échéance.

En présence de cet accident, le premier devoir est donc d'explorer l'urèthre, de reconnaître l'obstacle prostatique et d'essayer de le franchir par toutes les manœuvres du cathétérisme ; mais si l'obstacle résiste, il ne faut point vouloir passer quand même. Une manœuvre trop brusque provoquerait une fausse route avec toutes ses conséquences : hémorrhagie et fièvre urineuse. C'est alors qu'il faut se souvenir que la rétention est d'origine vasculaire. C'est à la congestion qu'il faut s'adresser. Desault avait exagéré le fait quand il dit : « Les bougies décongestionnent la prostate, il faut les appuyer fortement pour chasser le sang des veines. » (Loc. cit.) A la vérité, c'est à des moyens très simples qu'il faut avoir recours. Débarrasser d'abord le rectum par un grand lavement, et ainsi laisser libre carrière aux anastomoses des plexus prostatiques et des veines hémorrhoïdales. Un grand bain prolongé, une application de sangsues dans la région périnéale constituent la meilleure médication contre le raptus congestif.

Il est rare qu'une rétention résiste à cette thérapeutique, le fait nous paraît même exceptionnel, puisque pendant toute l'année que nous venons de passer à Necker où plus de 100 rétentionnistes sont venus dans les salles, nous n'avons pas pu relever un seul cas où ces moyens aient échoué. A la suite de ce traitement, dont la durée ne dépasse pas deux ou trois heures, le malade urine le plus souvent spontanément. En tous cas, l'obstacle d'abord infranchissable est facilement traversé.

Un fait vraiment remarquable à ce moment, c'est la perméabilité extrême du canal. Si le malade urine spontanément, c'est à gros jet qu'il vide sa vessie, si on vient à passer la sonde, un n° 20 est à l'aise dans le canal, il n'est besoin d'aucune force pour la faire pénétrer. Il s'est donc passé, sous l'influence du traitement et en quelques heures, une modification considérable dans le diamètre du canal ; un changement aussi rapide a été provoqué par une thérapeutique qui, en somme, ne s'est adressée qu'à l'appareil vasculaire ; c'est donc bien dans cet appareil que siégeait l'obstacle prostatique.

Mais supposons que tous ces moyens (médication anticongestionnante, cathétérisme) soient restés inefficaces, il faut, sans hésiter, recourir à une ponction hypogastrique. Une piqûre de la vessie, faite antiseptiquement, n'a aucune gravité.

Le plus souvent, cette ponction est suivie des mêmes effets que l'évacuation par le canal ; le lendemain le malade urine librement et à gros jets, le cathétérisme uréthral ne présente plus aucune difficulté. La pathogénie de ces faits peut être interprétée de cette façon : sous une des influences extérieures dont nous avons parlé, la prostate se congestionne, le canal est obstrué, la rétention est complète et le globe vésical se distend ; mais cette distension même de la vessie met obstacle à la circulation veineuse, en comprimant les veines ambiantes elle augmente et maintient la réplétion vasculaire de la prostate. Il y a là, en somme, un véritable cercle vicieux, un échange de mauvais procédés entre les deux organes. La congestion prostatique a provoqué la rétention, la rétention augmente la congestion. Si l'on atténue ou si l'on supprime l'un des deux facteurs, les accidents auront grande chance de s'atténuer.

Tandis que les moyens médicaux s'adressent indirectement à la circulation prostatique, l'évacuation par l'urèthre ou le haut appareil combat et l'accident rétention et sa conséquence la dilatation vasculaire exagérée. Son efficacité est donc bien plus certaine que celle des moyens médicaux. Il n'y a rien d'étonnant à ce que l'emploi simultané de ces deux méthodes rétablisse presque immédiatement la circulation veineuse prostatique. L'état congestif et la rétention disparaissent de pair, et en quelques heures ou en quelques jours, le canal de l'urèthre a repris sa perméabilité.

L'observation si remarquable d'un malade qui, à quelques heures d'intervalle, passe de la rétention à la miction facile et large, ce fait si paradoxal d'un urèthre mettant un obstacle infranchissable aux instruments les mieux dirigés et laissant une heure après passer, sans aucune difficulté, une grosse sonde molle, sont autant de phénomènes qui s'expliquent facilement par les changements survenus dans l'état vasculaire de la prostate.

D'ailleurs, le toucher prostatique avant, pendant et après la rétention, donne la mesure directe de ces changements de volume.

Voici un exemple bien net de ces variations subites du calibre de l'urèthre chez les prostatiques.

Je l'ai observé, à l'hôpital Necker, avec mon collègue Hartmann, qui m'en a communiqué l'histoire.

Cazeaux, 60 ans, cordonnier, entre le 3 janvier 1885 dans le service de M. Guyon, salle Saint-Vincent, n° 20.

Pas de blennorrhagie antérieure. Il y a environ deux ans, pour la première fois, il commença à éprouver quelques troubles de la miction; la nuit, il était obligé de se lever une ou deux fois pour uriner. Cet état se continua sans s'aggraver jusqu'à ces derniers temps. Vers le 15 décembre, les mictions devinrent plus difficiles, il avait de la peine à se mettre à uriner; de temps à autre, il expulsait quelques gouttes et n'urinait que quelques minutes après. Le 1er janvier, il fêta la nouvelle année et se livra à quelques libations. Le lendemain 2 janvier, à 6 heures du soir, il ne put uriner que quelques gouttes d'urine ; pendant toute la soirée il eut des envies presque continuelles d'uriner ; ces envies allant croissant, vers 2 heures du matin il fit chercher un médecin qui essaya de le sonder ; les tentatives furent vaines et la sonde ne ramena que du sang. Le matin, nouvelles tentatives, cette fois avec une sonde métallique, toujours sans succès. Le malade se décide à entrer à l'hôpital.

La vessie remonte presque jusqu'à l'ombilic ; la prostate est très volumineuse, fait saillie dans le rectum.

Par l'urèthre a lieu un suintement sanguin continu qui tombe goutte à goutte.

Un peu d'agitation, bouche sèche.

Nous ponctionnons la vessie avec une aiguille fine, et retirons par l'aspiration 800 grammes d'urine.

Bain, lavement purgatif, cataplasme, sangsues au périnée.

Le 4 janvier. Temp., 37°,6. Le malade se trouve bien. Nous passons avec la plus grande facilité une sonde à béquille et vidons incomplètement la vessie. Injection d'acide borique pour remplacer une partie de l'urine évacuée. Les urines sont claires, la sonde est laissée à demeure.

Le 9. On retire la sonde. Le soir, nous sondons le malade avec quelque difficulté et laissons de nouveau une sonde à demeure.

Le 13. On retire la sonde. Les premières urines qui s'écoulent contiennent un peu de sang, le fait aurait déjà été constaté par le malade plusieurs fois depuis qu'il porte une sonde à demeure.

Le soir, nous passons une sonde avec quelques difficultés et la fixons.

Le 14. Cette nuit, le malade a un peu tiré sur la sonde, l'a déplacée. Nous ne pouvons replacer une sonde à demeure. M. Guyon, explorant l'urèthre avec une bougie à boucle, bute à peu près au niveau de la région prostatique. Prenant alors une sonde bicoudée, il passe avec facilité en retenant le mandrin en même temps qu'il pousse la sonde au niveau de la région prostatique.

On s'arrête dans l'évacuation à un moment où les urines deviennent un peu sanguinolentes. La sonde est laissée quatre jours, puis on reprend les cathétérismes intermittents.

Le toucher prostatique permet de constater une diminution notable du volume de la prostate.

Ainsi envisagée, la rétention donnait lieu à quelques considérations thérapeutiques importantes. L'obstacle franchi, deux questions se posent:

1° Comment faut-il vider la vessie?

Nous avons vu les règles qui doivent présider à cette évacuation, règles basées tout entières sur l'état congestif de la prostate.

2° Faut-il laisser une sonde à demeure?

Cette question a été fort controversée. Tour à tour la sonde à demeure a été regardée comme un remède suprême ou un instrument dangereux et coupable de tous les accidents urinaires. Là encore, c'est en se basant sur la gravité des phénomènes congestifs chez les prostatiques que se base l'emploi judicieux de cet instrument. Nous avons vu aux chapitres hématurie et rétention quels accidents graves surviennent chez les prostatiques à la suite d'un cathétérisme un peu difficile ; les hémorrhagies, la cystite, la rétention, c'est-à-dire des accidents d'ordre vasculaire au plus haut chef, éclatent à cette occasion. De plus, la difficulté même du sondage peut passer à l'impossibilité, c'est-à-dire qu'elle constitue une menace imminente de distension vésicale, complication qui conduit droit à la néphrite.

En conséquence, à chaque fois que, chez un prostatique, le cathétérisme est difficile, à chaque fois que la sonde ne peut être introduite sans forcer le canal, il faut laisser la sonde à demeure.

La situation étant ainsi sauvegardée, on peut à loisir combattre les accidents congestifs. Au bout de quelques jours, on tâte la perméabilité du canal en enlevant la sonde à demeure et en essayant le cathétérisme intermittent. Survient-il de nouvelles difficultés, on a de nouveau recours à la sonde à demeure jusqu'à ce que le passage soit devenu facile.

Une autre indication de la sonde à demeure est fournie par la situation dans laquelle se trouve le malade. Nous savons que la retenue de l'urine dans la vessie est une cause très fréquente de réplétion vésico-prostatique et de rétention complète ; nous avons vu que, chez un malade qui se sonde régulièrement, une retenue volontaire de l'urine, en dépit des sollicitations vésicales, constitue une cause fréquente d'accidents ; le cathétérisme devient quelquefois impossible et la dilatation vasculaire peut aller jusqu'à l'hématurie ou à la cystite. Là encore, la nécessité d'éviter ces accidents nécessite l'emploi de la sonde à demeure. Nous pouvons ainsi formuler cette seconde indication : *à chaque fois qu'un prostatique est dans des conditions telles qu'il ne puisse être sondé régulièrement et facilement aussitôt que sa vessie le sollicitera (la nuit, par exemple), il est nécessaire de lui laisser temporairement la sonde à demeure.*

Tels sont les moyens à opposer à la rétention dans l'hypertrophie de la prostate. Toute cette thérapeutique est basée sur ce fait : éviter ou combattre les phénomènes congestifs.

Les autres complications de cette hypertrophie, hématurie, cystite et néphrite, sont moins importantes.

Les hématuries ne constituent pas un accident favorable ni même exempt de danger. Les anciens, et Desault surtout, considéraient cette hématurie comme une saignée locale qu'il fallait provoquer au besoin par le cathétérisme. C'est là une erreur. La perte de sang est toujours à redouter chez les prostatiques, car c'est une cause d'affaiblissement. A la vérité, il est rare que ces hémorrhagies soient graves par leur abondance, mais l'épanchement sanguin dans la région prostatique ou la vessie a des inconvénients sérieux. Les caillots s'éliminant difficilement par la sonde, stagnent dans la vessie où ils constituent autant de corps étrangers. De plus, ils se désagrègent, se putréfient et créent un état favorable à l'éclosion d'une cystite. Il faut prévenir ou combattre ces accidents, et pour cela il suffit de se rappeler que les vaisseaux de la prostate et la vessie sont turgescents, qu'ils ne demandent qu'à se rompre.

On devra donc éviter soigneusement et le cathétérisme brusque et l'enfoncement de la sonde jusqu'à la paroi postérieure de la vessie. Mais surtout on devra se garder d'une évacuation trop rapide du réservoir distendu.

Si l'hématurie est constituée, il faudra mettre la vessie au repos par un cathétérisme méthodique et régulier qui permettra de laver la cavité et de la débarrasser de ses caillots. L'évacuation régulière de l'urine aura ce second avantage d'empêcher la distension vésicale et par conséquent de diminuer la congestion de la vessie et du rein.

Cette méthode, évacuation et lavage, semble contradictoire, car si la première met un terme à la distension, la seconde la provoque au contraire. La contradiction n'est qu'apparente. Les lavages vésicaux ne doivent pas distendre la vessie sous peine d'être inutiles et dangereux en entretenant l'état congestif. Pour que cette méthode soit efficace, le jet du liquide doit être lancé assez fortement, mais en petite quantité, la sensibilité au contact de la vessie est seule mise en jeu et nous avons vu combien le réservoir est tolérant à cet égard. C'est là un petit point de pratique qui a bien son importanee, car il explique pourquoi tant de malades trouvent plus de mal que de bien dans les lavages intra-vésicaux.

Pour ce qui est de la cystite et de la néphrite, leur thérapeutique au point de vue où nous nous plaçons consiste beaucoup plus dans la prévention des accidents que dans leur guérison. Nous avons signalé au chapitre précédent l'importance de la réplétion vasculaire dans le développement de la cystite et nous avons vu, en traitant de la congestion rénale, quelle thérapeutique nécessitait cet accident, nous ne reviendrons pas ici sur ces complications.

En résumé, le rôle des phénomènes congestifs est considérable dans l'hypertrophie prostatique. Ces phénomènes ne peuvent pas créer la maladie de toutes pièces ; mais, quand la lésion est constituée, ils donnent à sa symptomatologie une forme toute particulière. A eux seuls, ils provoquent les accidents de la première période.

Quand la vessie ne se vide plus, ils provoquent le développement des complications, hématuries et cystite.

La rétention complète d'urine chez les prostatiques est sous leur dépendance.

La thérapeutique de cette affection doit avant tout éviter ou combattre la congestion.

CONGESTION ET RETRÉCISSEMENT.

Nous venons de voir quelle part considérable les phénomènes congestifs prennent aux accidents des prostatiques, leur rôle est moins important chez les rétrécis.

L'anatomie pathologique pouvait faire prévoir le résultat clinique. Le tissu du rétrécissement est essentiellement fibreux, peu vasculaire. Cette pénurie de vaisseaux s'affirme bien dans l'uréthrotomie. La section de la bande fibreuse ne provoque pas de perte notable de sang; si elle donne lieu à une hémorrhagie, c'est que la lame tranchante a dépassé les limites de la coarctation fibreuse pour entamer le tissu spongieux.

Le rétrécissement en lui-même étant peu vasculaire ne permet pas de localiser dans son tissu les phénomènes congestifs dont il peut être le siège.

Cependant il est un certain nombre d'accidents qui nous paraissent relever des phénomènes congestifs. Ces faits se présentent généralement dans les circonstances suivantes : Un malade autrefois blennhorragique, mais urinant assez bien, est pris subitement, à la suite d'un refroidissement, d'une fatigue ou d'un excès quelconque, d'une rétention complète de l'urine. Le malade est jeune, la vessie se laisse difficilement distendre, les douleurs sont très vives. On explore le canal et l'explorateur est arrêté à 6, 8, 10 centimètres, en un mot dans la région périnéo-scrotale.

On essaye de passer des bougies de plus en plus fines; l'obstacle reste infranchissable; en vain tous les petits artifices de la bougie filiforme sont-ils mis en jeu, il est impossible de passer. Mais, en revanche, ces explorations, dirigées prudemment, font perdre au malade une quantité très notable de sang. S'il a affaire à des mains imprudentes ou inexpérimentées, c'est une véritable hémorrhagie qui a lieu.

L'obstacle tenant toujours le chirurgien en échec, on a recours à des moyens détournés et on prescrit le traitement médical de la rétention. Bains, cataplasmes, suppositoires, sangsues au périnée. Souvent le patient finit par uriner.

Si cependant la rétention persiste, si les douleurs sont violentes, on a recours à une ponction hypogastrique.

Quelques heures après l'évacuation, le malade urine spontanément, ou bien on a recours à une nouvelle ponction et, après un ou deux jours, le malade urine sans aucune difficulté.

Le fait le plus remarquable de cette guérison, c'est que dès la première miction le jet peut être large et projeté assez loin. Il semble vraiment que le diagnostic a été erroné et qu'il ne s'agit pas d'un rétréci. Vient-on, après quelques jours de repos, à pratiquer une nouvelle exploration de ce canal naguère obstrué, on passe facilement une boule n° 15 à 18, et si l'observation n'est point suffisamment attentive, si la main exploratrice n'a point une habitude suffisante, l'urèthre est déclaré indemne de tout rétrécissement. Mais si, au contraire, l'analyse « des sensations données par le cathétérisme est suffisamment délicate », elle permet toujours de reconnaître, au niveau de la région autrefois infranchissable, une sensation particulière, sur laquelle M. Guyon insiste beaucoup.

Pour se faire une idée juste de cette sensation, il faut se servir d'un instrument assez volumineux, le n° 17 ou 18, par exemple.

Le passage de l'explorateur à boule ne révèle rien lorsqu'on l'introduit, lorsqu'il chemine du méat vers la vessie; au contraire, lorsqu'on retire lentement la boule, on éprouve en un point une sensation de ressaut brusque, sensation qui peut varier depuis celle que provoque un véritable accrochement jusqu'à celle que donne une simple inégalité. La constatation de ce fait permet d'affirmer qu'il existe un rétrécissement du canal en ce point. Il suffit alors de prendre un explorateur suffisamment gros, pour mettre à l'épreuve la distension de l'urèthre. Dans la région dégénérée et inextensible, la paroi ne cède plus et la sensation devient plus nette. L'explorateur peut même être arrêté.

Nous venons de prendre ici un cas où le rétrécissement est aussi faible qu'on peut le supposer et où, par conséquent, le diagnostic présente le plus de difficultés. Ces cas ont trait à des rétrécissements qui restent souvent méconnus. Plus souvent le malade éprouve depuis quelque temps des symptômes de coarctation uréthrale quand survient la distension.

Voici quelques exemples de ces accidents :

I. — Led... Joseph, télégraphiste, 39 ans. Entré le 22 octobre 1884, salle Saint-Vincent, lit n° 7.

Il s'agit d'un pauvre diable, pâle, chétif, jaunâtre, miné par les fièvres intermittentes des colonies, qui vient se faire soigner d'un rétrécissement.

A 17 ans, il eut une blennorrhagie : pendant vingt années, il navigua sans ressentir aucun trouble du côté des voies urinaires.

Il y a cinq ans, il se trouvait à Pierre Miquelon ; il fut obligé de faire une traversée de six à sept heures sur une petite barque et se retint d'uriner pendant ce temps. Arrivé à terre il fit en vain de violents efforts ; la rétention était complète. Ce n'est qu'après une demi-heure de divers essais dans des positions variées qu'il finit par uriner. Son jet était petit, filiforme. Les mictions suivantes s'effectuèrent de mieux en mieux. Mais à partir de ce moment jamais le jet ne fut aussi volumineux ni poussé aussi loin qu'autrefois.

Peu à peu le jet perdit sa force. Un essai de dilatation fait à l'hôpital de Miquelon resta sans résultat ; puis une infiltration d'urine eut lieu au commencement de 1884. Le foyer ne fut pas ouvert, si bien que le malade dut faire la traversée pour se faire soigner à Paris.

Il arriva à l'hôpital dans un état de cachexie extrême. Il portait alors plusieurs fistules urinaires qui s'ouvraient presque sur l'abdomen. M. Guyon débrida largement les trajets, puis lui fit l'uréthrotomie interne, et le malade est aujourd'hui en voie de guérison. »

II. — Coueh... employé de commerce, 27 ans. Entré le 9 février 1884 dans le service de M. le professeur Guyon, salle Saint-Vincent, lit n° 16.

C'est un jeune homme très bien constitué, très robuste, qui vient se faire soigner d'une rétention d'urine.

Sa première blennorrhagie date de six ans, elle fut légère et guérit par les balsamiques en trois semaines. Il y a trois ans il prit une seconde chaude-pisse ; il la traita par les injections et la guérit en quatre semaines.

Depuis cette époque il lui resta une goutte militaire.

Il ne traita pas ce léger accident et ne ressentit aucun trouble du côté de la miction pendant longtemps.

Il y a quatre mois, à la suite d'une marche forcée, il éprouve une grande difficulté à uriner. Le jet est petit, filiforme, et n'est expulsé qu'après de violents efforts. Après un bain et quarante-huit heures de repos, tout avait disparu.

Depuis cette époque il est repris deux fois des mêmes accidents à la suite d'un excès sexuel ; mais cette fois il y a rétention complète pendant toute la nuit. Le médecin appelé constate un rétrécissement infranchissable « peu éloigné du méat » et institue le traitement médical. Le lendemain le malade urinait spontanément.

La rétention s'est manifestée une troisième fois huit jours avant son entrée. A la suite d'une longue marche, Coueh... voulut uriner en rentrant le soir ; la rétention était absolue ; il institue le traitement qui lui avait si bien réussi dans les rétentions précédentes, bains, lavements laudanisés, cataplasmes. Les accidents ne cèdent point ; il envoie chercher M. Ricord qui passe avec difficulté une petite sonde (?) et évacue le contenu de la vessie. Le lendemain la miction s'opérait spontanément et largement.

Hier, après avoir travaillé toute la journée, après avoir fait une longue course à pied, il est de nouveau pris d'une rétention absolue, et se fait conduire à l'hôpital Necker.

J'explore le canal le soir même et je suis arrêté net dans la région pénienne. En vain j'essaye de passer une bougie filiforme, l'obstacle reste infranchissable. Bien que ces explorations aient été conduites avec la plus grande prudence il se fait une uréthrorrhagie assez notable.

La vessie n'est pas trop distendue ; les douleurs ne sont pas trop vives ; j'abandonne toute idée d'évacuer la vessie et je prescris un grand bain prolongé, un cataplasme sur le ventre et un suppositoire belladoné.

Le lendemain matin, M. Guyon voit le malade ; la rétention est toujours absolue ; la vessie dépasse le pubis ; les envies d'uriner et les douleurs sont assez violentes. Diagnostic : rétrécissement peu serré avec congestion. Le rétrécissement reste infranchissable et le cathétérisme provoque une légère uréthrorrhagie. Le professeur prescrit le traitement de la veille, des piqûres de morphine et nous recommande de ponctionner la vessie dans la soirée si les accidents ne s'amendent pas.

Le soir, une ponction hypogastrique évacue 2,000 grammes d'urine claire, mais de couleur foncée. Dans la nuit, le malade urine librement et à gros jet. La quantité totale de l'urine est de 2,200 grammes en vingt-quatre heures. Le lendemain et le surlendemain, cette quantité tombe à 1,800 grammes, puis à 1,500. Et à partir de ce jour, tout rentre dans l'ordre.

Le 15 février. M. Guyon explore le canal. La boule n° 15 passe facilement, mais en la retirant elle éprouve un ressaut dans la région spongiennne. Une boule n° 18 est arrêtée à ce niveau et ne peut franchir.

Le diagnostic de rétrécissement est confirmé et on institue la dilatation par les béniqués.

Le 20. On passe le n° 38, qui est fortement serré.

En huit jours, on arrive au n° 43. Le malade quitte alors l'hôpital. Il revient six semaines après, le n° 40 passant difficilement.

En somme, voilà un rétrécissement infranchissable aux instruments les plus déliés et qui laissait passer le lendemain un jet volumineux d'urine, et admettait quelques jours après un béniqué n° 38. Au contraire, dans la majorité des faits, la coarctation s'affirme plus nettement. Les malades éprouvent depuis un certain temps des troubles urinaires.

A côté de ces faits où la rétention devient complète, il en existe d'autres où un rétrécissement est simplement accentué par les mêmes causes. La difficulté d'uriner devient plus considérable ; le jet est beaucoup plus petit, filiforme, mais il n'y a point rétention. En voici une observation :

Hell... (François), forgeron, 38 ans, entre le 3 novembre, salle Saint-Vincent, lit n° 28, pour être soigné d'un rétrécissement.

Nous retrouvons dans ses antécédents deux blennorrhagies, l'une en 1866, l'autre en 1869. Chacune d'elles dura deux mois, fut traitée et guérie par des injections. Pas de blennorrhée.

Au mois de juin dernier, après un excès de boisson, le malade, qui n'avait jamais éprouvé aucune gêne dans la miction, fut pris d'une difficulté subite pour uriner. Le jet était devenu petit, filiforme, ne sortait qu'au prix des plus grands efforts. Ce n'est que quatre jours plus tard que les urines reprirent leur cours normal.

Il y a huit jours, après une journée de travail très pénible, le malade est pris d'une nouvelle difficulté de la miction : pendant vingt minutes il ne peut uriner ; puis le jet finit par apparaître mince, filiforme.

Pendant deux jours ces accidents persistent, mais en s'amendant peu à peu.

Le malade entre à l'hôpital, où l'on trouve un rétrécissement pénien qui laisse passer une bougie n° 13. Dilatation progressive jusqu'au béniqué 40. Sort le 7 avril.

Ces observations sont extrêmement communes ; nombre de rétrécis voient ainsi s'accentuer leurs accidents sous l'influence d'un refroidissement subit, d'un excès de régime, ou d'un excès sexuel, d'une retenue d'urine ; sous l'influence de toutes ces causes que nous avons vu provoquer la rétention des prostatiques.

Voici un cas, par exemple, où plusieurs causes étaient réunies :

L..., cocher, 31 ans, entre le 7 janvier 1884, salle Saint-Vincent, lit n° 28, service de M. Guyon. Ce jeune homme avait été admis pour être soigné d'un rétrécissement de l'urèthre consécutif à deux blennorrhagies datant de neuf ans et ayant duré six mois chacune. Je laisse de côté l'histoire banale du rétrécissement pour relever ce fait dans son passé. Il y a sept mois, à la suite d'un excès de boisson, il remarqua qu'il urinait difficilement. Le jet avait perdu subitement presque la moitié de son volume. Depuis cette époque, à chaque excès de boisson, à chaque excès sexuel, le jet diminuait beaucoup de volume, au point de devenir filiforme ; puis, après quarante-huit heures, tout rentrait dans l'ordre. Peu à peu les phénomènes s'accentuent, et à l'entrée du malade le jet était filiforme.

Les faits de ce genre ont été diversement interprétés. On peut ranger les opinions sous deux chefs :

Le spasme uréthral si vivement défendu par M. Verneuil (thèse de Guibal, ag. 80), et l'inflammation du rétrécissement dont M. Després se déclare partisan (Traité de chirurgie journalière). Un obstacle aussi fugace, une barrière aussi résistante, aussi infranchissable, puis tout à coup largement et facilement ouverte, ne peut être constituée que par deux systèmes, les muscles et les vaisseaux.

L'histoire du spasme de la région membraneuse dans les rétrécissements est fort important. Il suffit d'une lésion quelconque de l'appareil urinaire du rein jusqu'au méat, pour provoquer une oblitération complète du canal par un spasme. Nous avons été plusieurs fois témoin de ce fait à la consultation externe de la salle Civiale. Il suffisait d'une brusque variation de la température pour que nombre de canaux, la veille largement perméables, devinssent infranchissables par obstacle de la région membraneuse.

Mais le spasme ne peut exister que là où se trouve du tissu musculaire et il ne peut être question de contracture dans une région qui n'a point de fibres musculaires. Or, ce tissu n'existe que dans la région membraneuse ; là, seulement, l'obstacle peut être rapporté au muscle. Dans l'exemple que nous rapportons, la coarctation infranchissable siégeait au niveau de la région spongieuse; elle ne tombe donc point sous le coup de cette théorie.

A la vérité, il est difficile de trouver des cas toujours aussi nets que le précédent. La constatation directe du siège du rétrécissement pendant la rétention d'urine est nécessaire pour pouvoir nier l'obstacle musculaire. Aussi nous nous garderons bien de rayer le spasme des complications du rétrécissement. Nous relevons dans nos observations personnelles dix rétrécis ayant souffert antérieurement d'une rétention subite ; nous ne pouvons faire le diagnostic rétrospectif de l'obstacle, aussi nous ne les faisons pas entrer ici en ligne de compte. Rien ne nous autorise à admettre ou à nier le spasme en pareil cas. Nous ne pouvons affirmer qu'un fait, c'est que le spasme ne peut rendre compte de tous les faits et qu'il faut en chercher ailleurs l'explication.

Pour ce qui est de l'inflammation, M. Desprès admet que toute rétention subite chez les rétrécis est due au gonflement inflammatoire de la muqueuse au niveau du rétrécissement. Le fait peut être vrai dans certains cas où une inflammation chronique s'est développée derrière le rétrécissement et s'est propagée au point coarcté. Mais l'explication ne nous semble point s'appliquer à la majorité des rétrécissements.

En effet, la muqueuse au niveau du rétrécissement est passée à l'état fibreux et n'est guère susceptible de s'enflammer. Cette inflammation même, que l'on provoque par la mise en demeure d'une bougie filiforme dans le canal, ne provoque pas une rétention d'urine, bien au contraire. Enfin une inflammation ne débute pas avec cette soudaineté, cette brusquerie qui caractérise les faits que nous étudions. Elle ne disparaît pas non plus subitement en quelques heures, et cela sous une influence aussi indirecte qu'une ponction hypogastrique par exemple.

Pour toutes ces raisons nous ne pouvons admettre l'inflammation comme processus unique de la rétention des rétrécis.

Nous pensons que la pathogénie de ces accidents réside dans des phénomènes congestifs dont la région du rétrécissement devient le siège. La pénurie de vaisseaux dans la muqueuse et le rétrécissement lui-même ne permettent pas de localiser à ce niveau la congestion. Mais tout le cylindre uréthral est doublé d'un corps spongieux, c'est-à-dire d'une partie éminemment vasculaire. Que sous l'influence du rétrécissement il se forme autour du rétrécissement ou mieux en avant de lui une congestion et l'urèthre sera définitivement obstrué. Le fait ne peut guère s'expliquer autrement, pour ces cas de large rétrécissement devenus tout à coup infranchissables. Cette interprétation cadre mieux que les précédentes avec l'étiologie et les symptômes de cet accident. Les causes de cette rétention sont toutes d'ordre congestif, nous l'avons largement exposé au chapitre des prostatiques. Refroidissement, excès, retenue d'urine, concourent au même but : la congestion de l'appareil urinaire.

La brusquerie du début va bien avec la rapidité des phénomènes vasculaires. La sédation des phénomènes sous l'influence d'une médication antiphlogistique vient encore à l'appui de cette manière de voir. Enfin, la disparition des accidents après une ponction hypogastrique, qui n'a d'autre effet que de faciliter la circulation au niveau de l'urèthre, est peut-être le meilleur argument en faveur de cette interprétation.

Ce rôle que joue la congestion dans les complications des rétrécissements de l'urèthre n'est point d'ordre purement spéculatif : deux conséquences pratiques s'en déduisent. L'une a trait au pronostic, l'autre à la thérapeutique.

Les malades qui, dès le début de leur rétrécissement, ont eu des accès de rétention aiguë, sont exposés aux mêmes accidents sous l'influence des mêmes causes. Dans la majorité des cas que nous avons pu observer, c'était pour la troisième ou la quatrième fois que se reproduisait l'impossibilité complète d'uriner ; et chez tous les malades elles avaient disparu brusquement à la suite d'un traitement médical ou chirurgical ne laissant aucun trouble de la miction. Ces rechutes ont lieu à des intervalles éloignés : tous les ans, tous les deux ans le malade se voit pris de rétention passagère. Cette répétition des accidents était très nette chez le malade dont l'histoire suit.

Larg..., employé, 33 ans. Entré le 24 décembre 1884, salle Saint-Vincent, lit n° 8.

Il s'agit d'un garçon encore jeune, très vigoureux, qui est admis dans le service pour une rétention incomplète d'urine.

Nous trouvons dans son passé : une chaudepisse à 20 ans, ayant laissé une blennorrhée chronique pendant 4 mois. Les premiers troubles de la miction remontent à huit années. C'est 4 ans après sa blennorrhagie qu'il fut pris subitement après un excès de boisson d'une rétention complète de l'urine. Il fut sondé sans de trop grandes difficultés, mais il perdit un peu de sang par le canal. Trois années de suite cette rétention complète se renouvela. Les deux premières fois à la suite d'excès de régime et d'excès sexuel ; la dernière fois après une retenue prolongée de l'urine. Chacun de ces accidents fut soigné par les moyens médicaux : bains, cataplasmes, qui échouèrent. Le cathétérisme put toujours être pratiqué.

Depuis dix-huit mois le jet d'urine a diminué de volume ; il est poussé moins loin et depuis six mois surtout il est devenu filiforme.

Il y a quatre jours, le malade avait beaucoup marché ; il s'était refroidi. Le soir même il est pris de rétention complète.

Un médecin, appelé de suite, constata un obstacle infranchissable dans la partie intérieure de l'urèthre (?). Après quinze jours de souffrance le patient finit par uriner un peu ; il continua les jours suivants à donner issue goutte à goutte à l'urine et c'est dans ces circonstances qu'il nous fut amené.

On constate : Rétrécissement dans la région scrotale. Bougie à demeure. Dilatation progressive.

Bien que ces phénomènes ne soient point graves dans leurs conséquences ; bien qu'ils cèdent en général à un traitement médical bien conduit, ils n'en constituent pas moins un fait alarmant. Cette rétention peut céder à une médication simple, mais elle peut être aussi le point de départ de véritables désastres si le patient tombe en des mains inexpérimentées qui voudraient à tout prix franchir l'obstacle. Ces conséquences sont d'autant plus à redouter que l'accès se manifeste subitement, s'accompagne de douleurs très violentes et qu'il semble vraiment qu'une intervention active, au prix même de quelques dégâts, soit nécessaire. C'est à cause de ces accidents que la vie des malades atteints d'un rétrécissement soumis à des accès congestifs est toujours en péril. Ils sont toujours sous le coup d'une rétention aiguë et de toutes ses conséquences. Il y a donc ici une question de pronostic qui mérite d'être relevée, autant pour prévenir le patient des complications qui le menacent, que pour prévenir les causes mêmes de ces complications.

La thérapeutique de ces accidents doit s'adresser, en effet, à deux faits différents :

1° Prévenir la congestion ;

2° Y remédier lorsqu'elle existe.

La première partie de ce traitement ne peut être effectuée que si le malade a déjà eu un accès de rétention. Jusqu'alors, aucun symptôme ne vient trahir la prédisposition du rétrécissement à l'obstruction temporaire. Cependant, on observe quelquefois des malades dont l'histoire peut mettre sur la voie de semblables complications. Ce sont des rétrécis jeunes par leurs lésions qui, à la suite d'un excès de boisson ou d'un excès sexuel, voient subitement leur jet d'urine s'affaiblir, au point de devenir filiforme. Le lendemain, tout a disparu, et si l'on vient à explorer le canal, on ne trouve qu'un léger rétrécissement ; il faut craindre, dans ce cas, un accès futur de rétention complète. Mais, après le premier accès qui, comme nous l'avons vu, n'est que le prélude des autres, le patient doit éviter tout refroidissement, fatigue exagérée, excès de boisson ou excès sexuel.

La seconde indication est plus facile à remplir et aussi plus importante. La théorie de ces rétentions aiguës chez les rétrécis nous conduit à envisager le traitement de la façon suivante.

La rétention n'est qu'un phénomène secondaire, la congestion du rétrécissement est l'origine des accidents. Dès lors, c'est au processus congestif que notre thérapeutique doit s'adresser. Loin de s'armer d'une sonde et de chercher à franchir l'obstacle, il faut s'efforcer de faire disparaître le rétrécissement ou du moins l'élément principal de ce rétrécissement.

Pour y parvenir, la thérapeutique médicale doit être mise en œuvre, et la chirurgie armée doit être réservée pour les cas extrêmes. La méthode antiphlogistique donne, en pareilles circonstances, d'excellents résultats. Un grand bain chaud et prolongé, une saignée locale de quinze ou vingt sangsues au périnée, puis l'application d'un cataplasme laudanisé sur l'hypogastre, l'administration d'un narcotique : belladone, chloral et surtout la morphine, forment la base de ce traitement. Les premiers agissent comme antiphlogistiques, les seconds suppriment l'élément douleur; tous ces moyens tendent au même but.

Si ce traitement reste inefficace, c'est à l'intervention chirurgicale qu'il faut avoir recours, et pour évacuer la vessie, et pour diminuer la congestion.

Dans ce cas, la ponction hypogastrique est le remède par excellence, même quand elle doit être répétée. Le plus souvent, l'évacuation de l'urine par l'hypogastre suffit à la guérison; la vessie, débarrassée de son contenu, permet une circulation plus facile, et le malade urine dès lors par l'urèthre. Enfin, quand la guérison est complète, quand les mictions ont repris leur cours normal, c'est au rétrécissement qu'il faut s'adresser, et, le plus souvent, la dilatation progressive remplit cette indication.

On peut être étonné de ne point nous avoir vu préconiser ici le cathétérisme, c'est que ce moyen de guérir la rétention est, de tous, le plus dangereux et le plus inefficace. Il succombe (nous disait M. Guyon) plus de gens pour avoir été sondés dans de pareilles circonstances, qu'il n'en meurt de rupture de la vessie quand on les abandonne à eux-mêmes. Viser droit la rétention, c'est courir grande chance d'abattre le malade. Le plus souvent alors, c'est une fausse route qui conduit dans la vessie. Une hémorrhagie extrêmement abondante témoigne de la rupture de la muqueuse et de la congestion uréthrale. Quelquefois, il est vrai, le patient, après cette saignée locale, urine librement, mais le procédé est vraiment trop brutal pour pouvoir être conseillé.

Si jamais le *noli me tangere* peut être prononcé à propos du canal de l'urèthre, c'est bien dans ces cas de congestion chez les rétrécis.

ROLE DE LA
CONGESTION DES VOIES URINAIRES
CHEZ LA FEMME

La solidarité anatomique et physiologique, que nous avons constatée entre la prostate et la vessie chez l'homme, existe entre l'utérus et la vessie chez la femme. Les artères utérines et vésicales viennent d'un même tronc commun, l'hypogastrique, de plus l'artère utérine donne directement de nombreux vaisseaux à la vessie, principalement à la région du col.

Les veines sont extrêmement nombreuses (Gillette, *Journal de l'Anat.*, 1869, p. 487), elles forment un riche plexus sous la muqueuse et principalement vers la partie inférieure. Les veines de la face postérieure de la vessie se confondent avec celles de la paroi antérieure du col utérin.

A ces connexions anatomiques correspondent des connexions physiologiques.

Tout afflux sanguin exagéré du côté de l'utérus retentit sur la circulation vésicale. Or, l'utérus est le siège de raptus congestifs à chaque époque menstruelle. Pendant la grossesse, il se fait un afflux sanguin énorme de ce côté, la circulation vésicale doit ressentir le contre-coup de semblables congestions.

C'est en effet ce qui a lieu. Il suffit d'interroger au hasard un certain nombre de femmes pour être convaincu qu'au moment des périodes menstruelles, les mictions sont plus fréquentes et quelquefois même douloureuses; souvent même c'est 24 ou 48 heures avant l'apparition des menstrues que ces accidents sont le plus intenses, ils cessent quand l'écoulement sanguin s'est manifesté.

Les mêmes phénomènes urinaires se passent au début de la grossesse, alors qu'il n'est pas possible d'invoquer une cause mécanique. On comprend facilement que ces congestions, capables de provoquer des troubles dans une vessie saine, doivent aggraver les accidents d'une vessie malade. Les faits sont connus depuis longtemps. Civiale, dans son traité des voies urinaires ; Laugier, dans plusieurs de ses cliniques ; Bernadet, dans sa thèse de 1865, ont parfaitement décrit tous ces phénomènes.

Plus récemment, mon collègue Boissard (*Etudes sur les troubles de la miction se rattachant aux divers états physiologiques et pathologiques de l'utérus*. Paris, Delahaye, 1883) a étudié de nouveau tous ces accidents (page 23). Enfin, Chenet (Thèse sur l'*Involution utérine*, 1877) ; Barré (*Etude sur la ménopause*, 1877) ; Eugène Monod (*Cystite chez la femme, Annales de Gynécologie*, 1880) ont mis en lumière les phénomènes congestifs dont la vessie est l'objet pendant la grossesse, l'accouchement et la période de cessation définitive des règles.

Ces différents auteurs ont nettement établi les accès congestifs de la vessie saine pendant la menstruation, la grossesse et la ménopause; ils ont montré que la vessie malade éprouvait une recrudescence dans ses accidents à chaque période menstruelle et ils en ont tiré toutes les conséquences au point de vue de la difficulté d'une thérapeutique efficace en pareil cas. Sur ce terrain, il ne nous reste donc que peu de choses à décrire.

Nous ne reprendrons pas ici l'étude didactique des différentes maladies urinaires chez la femme pour montrer le rôle que joue en pareil cas la congestion menstruelle ou celle de la grossesse. Ce serait nous exposer à des redites qui ne feraient que s'appuyer sur des exemples cités dans d'autres travaux, nous n'éprouvons en aucune façon le besoin de perpétuer ces redites sans fin.

Nous préférons rapporter ici trois faits que nous avons pu observer dans les services de M. Verneuil et de M. Guyon.

Ces trois faits ont trait à une question depuis longtemps connue, mais encore en discussion et faussement interprétée, nous voulons parler de la répercussion des affections utérines sur la vessie. Tous les traités de gynécologie signalent les troubles de la miction comme complication des affections utérines. Surtout préoccupés de la question mécanique, les gynécologistes incriminent trop souvent les déviations utérines et l'augmentation de volume du corps de l'utérus pour expliquer ces accidents. Nous ne voulons point nier l'influence de ces déviations sur la fréquence des besoins d'uriner, c'est un fait qui s'explique facilement et que tout le monde connaît. Mais il nous semble qu'une autre interprétation peut se placer ici, nous croyons qu'il existe des cas où ce n'est point par une augmentation de volume pure et simple que les troubles de la miction peuvent s'expliquer.

Les affections de l'utérus s'accompagnent d'un état congestif de l'organe malade, cet état congestif doit se propager à la vessie et déterminer là des accidents d'ordre réflexe, ou du moins des troubles dus à une vascularisation commune de ces deux cavités.

C'est à l'appui de cette façon de voir que nous citons les trois exemples suivants d'affections vésicales liées, entretenues ou aggravées par une lésion utérine. Dans ces faits, les troubles fonctionnels des deux cavités sont sous les dépendances d'un même facteur étiologique, la congestion. Bien plus, c'est la seule congestion utérine qui entraîne les phénomènes congestifs du côté de la vessie; la preuve est péremptoire, il a suffi de guérir l'affection utérine, de supprimer la cause des raptus congestifs pour voir s'évanouir les symptômes vésicaux.

I. — *Métrite chronique. — Fréquence de la miction avec recrudescence au moment des règles. — Cautérisation du col. — Disparition des accidents vésicaux.*

Bev..., 39 ans, blanchisseuse, se présente à la consultation de la salle Sainte-Cécile, à l'hôpital Necker, le 5 septembre 1884, service de M. Guyon, suppléé par M. Segond.

C'est une femme assez robuste qui se plaint d'accidents urinaires.

Elle n'a jamais fait de longues maladies dans sa jeunesse, mais elle souffrait de temps en temps de migraines. Vers l'âge de 17 ans, elle eut des hémorrhoïdes et nous lui trouvons maintenant des varices; il s'agit donc d'une arthritique.

Pas de blennorrhagie, pas de syphilis. Réglée à l'âge de 14 ans; la menstruation fut toujours régulière et indolente.

Elle eut 3 enfants, ses couches se firent normalement et sans accidents. Cependant, depuis son dernier accouchement, qui eut lieu en 1882, elle a commencé à ressentir des troubles du côté des voies génitales.

Elle attribue ces troubles à ce qu'elle fut obligée de se lever quatre jours après son accouchement, elle se remit de suite au travail.

A partir de ce moment, les règles, qui jusqu'alors étaient normales, deviennent douloureuses dès le retour des couches.

Quelques jours avant la menstruation, la malade ressent dans le bas-ventre une pesanteur inaccoutumée, en même temps des douleurs lancinantes occupent la région hypogastrique et s'irradient vers la région lombaire et jusque dans les cuisses. Ces douleurs sont assez vives pour empêcher tout travail.

La miction est alors très fréquente, le besoin d'uriner est même impérieux.

Les règles sont plus abondantes que de coutume, elles persistent pendant cinq ou six jours et s'accompagnent de douleurs dans toute la région du bas-ventre.

Dans l'intervalle des menstruations, l'état est très amélioré, les douleurs disparaissent, il ne reste qu'un peu de pesanteur dans la région hypogastrique, phénomène qui est surtout marqué après une journée de travail.

Ces accidents ne sont pas assez graves pour que la malade suive un traitement.

Après une année de ces troubles de menstruation survint une leucorrhée d'abord peu abondante, puis qui persista pendant l'intervalle des règles. Le liquide qui s'écoule est clair et ne tache le linge que très légèrement.

En même temps les douleurs deviennent plus persistantes, elles ne cèdent plus au moment de l'apparition du sang.

La fréquence de la miction subit exactement les mêmes changements : d'abord limitée à la période prémonitoire des règles, elle a lieu pendant toute la période des douleurs, le besoin est pressant, impérieux, c'est toutes les heures que la malade doit uriner pendant le jour ; deux ou trois fois elle est réveillée pendant la nuit, mais la miction est indolente.

C'est à cause de cette fréquence des mictions, fréquence qui l'empêche de travailler, que Ber... vient consulter.

M. Segond examine la vessie et ne trouve aucune lésion capable d'expliquer ces accidents. L'urine est claire et l'expérience des deux verres est négative. Le vagin et l'urèthre sont sains. Le toucher vaginal permet de constater la présence d'un col volumineux et un peu dur. Le corps n'est point en antéversion. Les culs-de-sac sont libres. Le spéculum montre un col turgescent, granuleux, légèrement exulcéré. M. Segond pratique une cautérisation à la teinture d'iode et applique un tampon d'ouate, puis recommande le repos à la malade.

Deux fois par semaine la malade subit le même traitement ; au bout de quinze jours l'état du col est très amélioré, mais les fréquences de la miction ont également diminué, la malade n'a uriné la veille que huit fois en vingt-quatre heures.

A ce moment surviennent les règles qui ramènent tous les accidents du côté de la miction. Cependant l'écoulement sanguin a été moins abondant et les douleurs moins vives.

Le traitement est repris le 15 septembre et au bout de trois semaines, c'est-à-dire après six cautérisations, l'ulcération du col a disparu, le col lui-même est moins volumineux.

Mais ce sont surtout les fréquences de la miction qui ont été améliorées, car la malade n'urine que six fois en vingt-quatre heures.

A partir de ce moment, nous n'avons plus revu cette malade.

Voilà donc une malade atteinte de métrite chronique. L'utérus est le siège de phénomènes congestifs dont les pertes sont le témoin. La vessie est le siège d'une congestion chronique avec recrudescence au moment des règles.

Il suffit de guérir l'affection utérine, de supprimer la vascularisation exagérée de l'organe pour voir les accidents vésicaux disparaître.

Le volume de l'utérus n'était pas suffisamment modifié pour expliquer les troubles du côté de la vessie ; force est donc de mettre tous les phénomènes sous la dépendance du système vasculaire.

I. — *Cystite. Polype muqueux de l'utérus. Résistance de la cystite au traitement. Extirpation du polype. Amélioration immédiate des accidents vésicaux.*

Mallet (Angélique), 58 ans, journalière, entrée le 6 novembre 1884, salle Sainte-Cécile, lit n° 9, hôpital Necker, service de M. Guyon.

Réglée pour la première fois à l'âge de 16 ans, a eu six enfants, une fausse couche de huit mois; a eu une fièvre typhoïde il y a dix ans.

Depuis sept ans la malade n'est plus réglée.

Il y a cinq mois, à la suite d'un refroidissement, elle eut une conjonctivite double qui dura deux mois.

Depuis cette époque elle se plaint de troubles vésicaux. La miction est devenue plus fréquente, le besoin se faisait sentir toutes les demi-heures dans la journée, cinq ou six fois pendant la nuit. La marche et les mouvements augmentaient aussi la fréquence de la miction. Celle-ci était douloureuse et la douleur atteignait son maximum à la fin, au moment de l'émission des dernières gouttes.

L'urine contient du sang depuis trois mois, il est intimement mélangé à l'urine; l'hématurie se reproduisait à peu près tous les deux jours, mais à des moments différents de la journée.

La malade vient à la consultation externe le 15 octobre, son urine contient du pus et du sang. On explore la vessie à l'aide de l'explorateur métallique; cette exploration est négative. Le toucher vaginal ne permet de reconnaître aucune modification dans l'épaisseur et la consistance de la paroi vésico-vaginale. En présence de cet examen négatif, en raison des troubles de la miction et des modifications de l'urine, M. Guyon fait le diagnostic de cystite probablement occasionnée par le froid; il ordonne des capsules de térébenthine et des instillations à vessie vide tous les deux jours. Ce traitement est suivi pendant quinze jours ; le 6 novembre, la langue est sèche, la peau chaude, l'urine très chargée de pus ; la malade est retenue à l'hôpital.

Le 7 novembre on pratique de nouveau le toucher vaginal, le doigt sent une petite masse molle interposée entre les lèvres du col ; l'examen au spéculum permet de voir très nettement un petit polype muqueux suspendu par un pédicule assez long à la lèvre postérieure.

Par ses caractères microscopiques, il rappelle ceux des polypes muqueux.

Supposant que l'existence de cette tumeur pédiculisée peut jouer un rôle dans la pathogénie des troubles urinaires observés chez la malade, M. Guyon en fait l'ablation par torsion à l'aide d'une pince à longues branches.

Le traitement de la cystite est suspendu. Injections vaginales. La malade garde le repos absolu au lit.

Dans les jours qui suivent, diminution de la fréquence de la miction ; le soir, le thermomètre marque 38°, la langue est toujours sèche ; les injections vaginales sont faites plus régulièrement.

L'urine contient toujours du pus et du sang, comme on peut s'en assurer par le repos du liquide dans un verre conique.

Depuis son entrée, la malade est restée couchée, elle urine un peu moins souvent pendant le jour.

Le 5 décembre. L'urine contient toujours une notable quantité de pus ; la quantité de sang mélangé à l'urine n'est plus appréciable à l'œil nu ; la langue est toujours sèche. Inappétence presque complète.

Le 9 décembre. L'état s'est amélioré, le sang n'a plus reparu dans l'urine, la quantité de pus a notablement diminué. Les mictions sont beaucoup moins fréquentes. La langue est moins sèche.

En résume, les symptômes de cystite se sont considérablement amendés sans aucun traitement local.

Cette histoire est intéressante au point de vue de la répercussion sur la vessie de la congestion utérine.

Les polypes de l'utérus, même les polypes muqueux, déterminent au côté de la muqueuse utérine des phénomènes de congestion très intenses.

Ces phénomènes retentissent au côté de la vessie. J.-B. Hardie, dans *Edimbourg méd. Journ.*, janvier 1874, insiste sur ces faits que les troubles urinaires provoqués par la présence d'un fibrome utérin éprouvent une recrudescence à chaque poussée congestive du côté de l'utérus. Toutefois la compression joue le plus grand rôle dans les faits qu'il rapporte.

Ici, au contraire, la présence d'un polype aussi petit ne peut entraîner aucun symptôme de compression. L'aggravation des phénomènes de cystite, leur résistance à la médication habituelle, sont autant de faits dont la congestion utéro-vésicale était la cause.

Il a suffi d'extirper l'épine excitatrice de cette congestion pour voir s'améliorer les accidents inflammatoires de la vessie, et pour constater immédiatement la disparition du sang des urines.

III. — *Cancer du col de l'utérus au début. — Fréquence de la miction avec recrudescence au moment des règles. — Ablation du col. — Disparition des accidents vésicaux.*

Marie B..., 42 ans, entrée dans le service de M. Verneuil, le 27 octobre 1883, salle Lisfranc, n° 25, pour se faire soigner d'une affection utérine.

Il s'agit d'une femme assez forte, bien constituée, n'ayant jamais été alitée pour une maladie quelconque.

Dans ses antécédents nous trouvons des migraines fréquentes, des hémorrhoïdes, quelques douleurs vagues dans les articulations, sans attaques rhumatismales aiguës. Il s'agit donc d'une arthritique. D'ailleurs la déviation des gros orteils qu'elle porte aujourd'hui le prouve.

Réglée à 13 ans, sans douleurs, 3 enfants. Couches faciles et naturelles.

Il y a 4 mois, la malade a remarqué des irrégularités dans la menstruation, en même temps les règles étaient plus abondantes. Elle pensa qu'il s'agissait de son retour d'âge et ne prit aucun conseil à ce sujet. Les mictions étaient, dès cette époque, plus fréquentes; elles obligeaient la patiente à se lever une ou deux fois la nuit.

Il y a deux mois les pertes sont devenues plus abondantes, elles ont été accompagnées de quelques caillots.

Dans l'intervalle des règles s'est écoulé un liquide séro-sanguin d'odeur infecte. En même temps la région était le siège d'élancements assez vifs.

Les mictions sont plus fréquentes, elles ont lieu toutes les deux heures pendant le jour; au moment des règles, elles ont lieu presque toutes les heures, elles s'accompagnent même d'une légère cuisson. Ni hématurie ni dépôt de pus dans les urines.

Depuis cette époque les accidents ont continué, c'est pourquoi la malade vient demander conseil aujourd'hui.

M. Verneuil constate au toucher un col un peu volumineux, le corps est normal, les culs-de-sac sont libres.

Au spéculum, tumeur ulcérée et bien limitée à l'orifice du col. L'ulcération a nettement les caractères de l'épithélioma.

Vu la limitation du mal, M. Verneuil pense que l'extirpation totale est possible.

Opération le 7 mai. Ablation du col par le procédé habituel. Thermocautère déterminant un sillon, fragment du col en deux parties.

Injections antiseptiques.

La malade guérit parfaitement de son opération. Les troubles du côté de la miction disparaissent complètement.

CONCLUSIONS.

Arrivé au terme de cette étude, nous pouvons résumer ainsi l'ensemble des faits qui précèdent :

1° La richesse vasculaire et les propriétés physiologiques de l'appareil urinaire chez l'homme le rendent susceptible de congestion pathologique.

Les anastomoses des veines de la vessie, du rectum et de la prostate, forment un carrefour veineux qui établit une certaine solidarité dans la circulation de ces organes.

2° La congestion joue un rôle de premier ordre dans la symptomatologie et les complications des maladies de cet appareil.

3° Les phénomènes congestifs qui se passent au niveau du rein se traduisent par de la polyurie et exceptionnellement par de l'hématurie.

Quand ils s'adressent à un rein normal, ils ne provoquent aucune complication. Si, au contraire, ils frappent un rein déjà altéré par une néphrite interstitielle, ce qui est la règle chez les urinaires, la néphrite suppurée peut en être la conséquence.

Ces phénomènes prennent leur point de départ dans un réflexe parti soit de la périphérie, refroidissement, soit des voies inférieures de l'urine. Au premier rang, on doit placer à ce point de vue la distension vésicale qui entretient une vascularisation exagérée du rein.

Nous avons prouvé expérimentalement que toute distension de la vessie ou tout broiement de sa muqueuse entraîne une congestion réflexe du parenchyme rénal.

4° Les affections de la vessie sont susceptibles d'accès congestifs qui provoquent l'apparition de symptômes spéciaux à ces maladies.

L'hématurie des néoplasmes n'est qu'un phénomène de congestion. Elle est provoquée par la présence d'une tumeur bénigne et non ulcerée aussi bien que par une tumeur maligne et ulcérée.

L'apparition brusque de ce symptôme, sa disparition sans cause, la cessation complète des phénomènes par la taille hypogastrique, le faible écoulement sanguin qui suit l'extirpation ou le raclage de ces tumeurs, prouvent que les abondantes hémorrhagies qui les accompagnent reconnaissent une cause physiologique et non une disposition anatomique.

L'hématurie de la cystite tuberculeuse est également d'origine congestive, elle peut être rapprochée de l'hémoptysie, de la tuberculose pulmonaire. Les contractions incessantes de la vessie peuvent l'entretenir. La boutonnière périnéale supprimant ces contractions supprime également l'hématurie.

Les cystites reconnaissent souvent une origine congestive, la distension vésicale sert alors fréquemment d'intermédiaire entre la congestion et l'inflammation. Le premier but de la thérapeutique de ces accidents doit donc être de supprimer la distension par un cathétérisme méthodique.

5° Le rôle de la congestion dans l'hypertrophie de la prostate est de première importance.

Le développement considérable des veines, la dégénérescence athéromateuse des artères, sont des circonstances anatomiques qui favorisent la stase à ce niveau.

La congestion ne peut provoquer de toutes pièces l'hypertrophie prostatique ; mais aussitôt que cette hypertrophie est constituée, la prostate devient le siège d'accès congestifs.

Pendant longtemps ces accès sont les seuls symptômes du développement exagéré de l'organe. Ils constituent la première période, période des symptômes dynamiques, fréquence des mictions sans rétentions. Alors même que la glande est peu développée, ces accès congestifs peuvent exister et constituer un véritable état prostatique sans hypertrophie.

Dans la deuxième période (stagnation de l'urine), la congestion n'a qu'un rôle secondaire : c'est la lésion mécanique qui domine la scène : mais cette stagnation détermine par réflexe une congestion rénale accusée par la polyurie.

Cette dilatation vasculaire chronique altère peu à peu le parenchyme rénal et favorise l'éclosion d'une néphrite chirurgicale.

Les complications de l'hypertrophie prostatique relèvent presque toutes des accès congestifs.

La rétention complète et aiguë d'urine reconnaît cette origine, les hémorrhagies qui l'accompagnent et le développement exagéré de la prostate à ce moment en sont des preuves.

Les hématuries, traumatiques ou spontanées, sont exagérées par l'état congestif antécédent.

Les cystites, qui accompagnent si fréquemment le développement exagéré de la prostate, surviennent sous l'influence d'une congestion spontanée ou provoquée par la déplétion trop rapide du contenu de la vessie.

Les néphrites sont préparées par la dilatation vasculaire chronique du rein. Il suffit de la moindre inflammation de la vessie pour en déterminer l'apparition.

Chez les prostatiques, la glande hypertrophiée, la vessie et le rein sont congestionnés chroniquement et sont ainsi en imminence de phlegmasie.

Aussitôt que l'un des trois organes de la triade urinaire vient à s'enflammer, les autres subissent le même sort et déterminent les accidents graves et souvent ultimes de la maladie.

Le traitement des prostatiques consiste à éviter ou à combattre les phénomènes congestifs.

Ce traitement varie selon les périodes de la maladie.

La première période ne nécessite qu'une hygiène rigoureuse, le cathétérisme doit être proscrit.

La deuxième réclame l'évacuation de la vessie par le cathétérisme. Cette évacuation sera renouvelée suivant le degré de la rétention.

La rétention subite de l'urine nécessite un traitement antiphlogistique, puis une évacuation méthodique par le canal. Dans les cas de cathétérisme difficiles, il faut avoir recours à la ponction hypogastrique ; les jours suivants, le cathétérisme de l'urèthre devient facile. S'il reste difficile on appliquera la sonde à demeure.

L'évacuation doit être progressive et antiseptique.

6° Les rétrécissements de l'urèthre peuvent être le siège de congestions qui amènent une difficulté passagère de la miction ou une rétention complète.

Dans ce cas, l'obstacle siège au niveau du rétrécissement.

Cet accident est grave, parce qu'il se reproduit souvent et constitue ainsi un danger pour le malade. Il est justiciable du traitement médical. Dans les cas rares, où ce traitement reste sans effet, il faut pratiquer la ponction hypogastrique.

7° Le rôle de la congestion dans les maladies des voies urinaires chez la femme, est fort important.

La solidarité vasculaire de l'utérus et de la vessie prédispose cette dernière à toutes les congestions dont l'utérus est normalement l'objet.

Les affections vésicales sont aggravées à chaque menstruation et à chaque grossesse.

Certaines affections utérines entraînent une congestion chronique de cet organe et consécutivement une congestion de la vessie.

Les troubles urinaires qui en sont la conséquence disparaissent par le seul traitement de l'affection de l'utérus.

TABLE DES MATIÈRES.

Paris. — A. PARENT, imp. de la Fac de médec., A. DAVY, successeur, 52, rue Madame et rue M le-Prince, 14.

Paris. — A. PARENT, A. DAVY, successeur, imp. de la Fac. deméd.,
52, rue Madame et rue M.-le-Prince, 14.

www.ingramcontent.com/pod-product-compliance
Ingram Content Group UK Ltd.
Pitfield, Milton Keynes, MK11 3LW, UK
UKHW021152260726
13994UKWH00001B/409

9 782329 124650